東大病院放射線科准教授／緩和ケア診療部長
中川恵一

死を忘れた日本人

どこに「死に支え」を求めるか

朝日出版社

目次

生きられるひとつの虚無を、知によってのりこえることはできない。けれども知は、この虚無を支えている生のかたちがどのようなものであるかを明晰に対自化することによって、生による自己解放の道を照らしだすことまではできる。そこで知は生のなかでの、みずからの果たすべき役割を果たしおえて、もっと広い世界のなかへとわたしたちを解き放つのだ。

――真木悠介『時間の比較社会学』岩波書店

序

「死に支え」がない国、日本

「ねがはくは花のもとにて春死なむ　その如月《きさらぎ》の望月《もちづき》のころ」と詠《うた》った西行《さいぎょう》を引き合いに出すまでもなく、日本人は、死を意識して生きてきました。死は自らの心の中にも、生活の中にも、存在していたのです。そもそも、死なかった人間など1人もいません。街にも家にも、死は日常的に溢《あふ》れていました。死の学習が可能だったのです。

しかし、いまや、死は他人事。小学生372人に、「人は死んでも生き返るか」と質問したところ、34%が「生き返る」、32%が「わからない」と答えています（宇都宮直子『「死」を子どもに教える』中央公論新社）。子供たちにとって、死はゲームの中の世界。主人公は死んでも、リセットボタンで「生き返る」のです。この感覚は子供に限りません。大人も子供も死を実感できなくなり、「死なないつもり」で生きているのです。

かつて子供たちは、大家族の中、祖父母たちが家で死んでいく様子を見ていました。しかし、現代の核家族では、家庭に老いはありません。また、50年前には8割以上が自宅死でしたが、いまや、病院死が85％に及びます。「畳の上で死ぬ」人は例外になり、死は、病院に隔離《かくり》・隠蔽《いんぺい》されています。日本人にとって、老いや死は、生活の中からも、心の中からも消えてしまいました。

そのせいでしょうか。日本人の理想の死に方は「ピンピンコロリ（ついさっきまで元気だったのに、突然、死んでしまう）」だと言います。「ピンピンコロリ」なら、死ぬことを「その瞬間」まで意識せずに、生きていられるからです。

ところが、この希望に反して、日本人の死因のトップは「がん」です。現在、日本では年間110万人以上の人が死に、そのうち、約3分の1の34万人以上の人が「がん」で亡くなっています（先進7ヵ国の中で、日本ほど「がん死」が増えている国はありません。この点も問題ではありますが、この本では、それをテーマにはしません）。

「がん」は「ピンピンコロリ」とは逆に、徐々に死に向かっていく病です。「もう治らない」とわかってからでも、年単位、場合によっては2年以上の時間がありまます。これはつまり、「死ぬ」その瞬間まで、「死の恐怖」と闘わなければならないことを意味します。

逆に言えば、がんによる死は、「予見される死」と言えます。「人生の仕上げ」にできるだけの時間が与えられるのです。しかし、その「メリット」を活かして死んでいった方はほんの一握りのように思います。

私は、がん治療と緩和ケアの専門医として、多数のがん患者さんと向き合ってきました。そして、多くの「がん死」の現場に立ち会ってきました。しかし、多くの死の場面で、満ち足りない何かを感じてきました。

たしかに、一般的なイメージどおり、多くの場合、進行がんでは痛みを伴います。日本は医療用の麻薬などで痛みをとる「緩和《かんわ》ケア」が遅れているため、多くの方が、がんの痛みに耐え、苦しみながら死を迎えています。言い換えれば、「死の恐怖」と闘う以前に「痛み」と格闘しなければならず、「死の恐怖」を感じる暇も、「人生の仕上げ」をする余裕もありません。

しかし、がんの対策が進み、緩和ケアが進んで痛みがとれたとき、日本人は「死の恐怖」に直面せざるを得なくなります。がん患者の苦悩は、今後、「カラダの痛み」から「死の恐怖」に変貌《へんぼう》していくと思います。そのとき、私たちは、一度きりの死を、満ち足りたものにすることができるでしょうか。

＊＊＊

アメリカ人の代表的な死因は「がん」と「心臓病」です。彼らの多くは日本人とは逆に、「がんで死にたい」と言います。緩和ケアが進んでいるアメリカでは、がんの痛みに苦しむことなく、残された時間を「人生の総仕上げ」に費《つい》やします。同時に、彼らには「死に支《ささ》え」となるキリスト教という宗教があります。死に対する恐怖も、日本人ほど強くはないと思われます。

海外でも、都市化の流れは日本同様ですが、形骸化《けいがいか》しつつあるとはいえ、宗教の存在は死生観に一定の影響を与えています。宗教の最大の関心事が「死」であることから、宗教に親しむことは、死に親しむことにつながるからです。

例外なく、万人に訪れる死をどう受け止めるのか、数百年・数千年にわたる人類の格闘が宗教を生んだのです。おそらく現在でも、そこらの科学的世界観では、死に向き合うことはできません。

日本では、聖書やコーランのような聖典はありません。檀家《だんか》制度によって衰弱した仏教が明治の廃仏毀釈《はいぶつきしゃく》でとどめを刺され、戦後の米国主導の「教育改革」によって物質重視の世界観が植え込まれた結果、現代日本人の宗教心の稀薄さは、先進国の中でも際立っています。もちろん、初詣やお盆などの行事の背景には、あわい宗教性があることを否定できませんが、「死の恐怖」を軽減する（あるいは恐怖を払って、死に向き合う姿勢を教える）パワーはそこにはありません。

核家族化、病院死、宗教の衰弱、これらが、同時に急速に進行した結果、日本人にとって、「死の受容」は非常に困難になってしまったと言えるでしょう。もちろん、こうした問題は、先進国に共通するものです。しかし、いつのまにか、日本人こそが、「死を受け入れられない現代」のフロントランナーになってしまったのです。

「がん」はこれからも増え続けると予想されています。そして、それはますます「死の恐怖」と闘い、「死を受け入れる」必要性が高くなるということです。その中で、私たちは「死に支え」となってくれるものを、見つけることができるのでしょうか？

「死ぬ」ということは、いったいどういうことなのか？　私たちは、どんなふうに死んでいくのか？　その短さゆえに「人生は、はかない」と感じるのか、「死へのプロセス」が怖いのか、それとも、歴史の中から「自分」という存在が消えてしまうことが怖いのか？

この本では、「死のひみつ」をあばきだします。「おばけが怖い」という子供は、おばけの正体を知ることで、恐怖心を克服していきます。同じように「死」を知れば、「死に対する恐怖」を乗り越えられるかもしれないからです（拙著『がんのひみつ』（朝日出版社）と同様）。

死を知り、死と向き合うことが、死を乗り越えて「よく生きる」ことにつながります。

本書が「宗教なき時代の死の受容」への羅針盤になることを願っています。

２０１０年４月
中川恵一

1 私たちのカラダは星のかけら

宇宙の誕生と死

宇宙の誕生と死

天体観測などの結果、この宇宙は膨張していることがわかっています。ということは、昔の宇宙はいまよりもっと小さかったことになります。最新の理論では、宇宙は137億年ほど前に「無」から誕生したと考えられています。

なにやら、「色即是空《しきそくぜくう》、空即是色《くうそくぜしき》」——この世にある一切の物質的なものには根拠がなく空虚である、しかし、一切は現象にすぎず空虚なものだが、その実態を認識すれば、現象がそのまま実在である——を思わせますが、生まれたばかりの小さな宇宙は、大爆発（ビッグバン）を起こして、膨張を始めたと考えられています。

ビッグバンから38万年もすると、水素やヘリウムなどの原子ができ、さらには、こうした元素から、星や銀河が作られていきました。

私たちの身体も同様です。人体の6～7割は水でできています。水の分子は、水素と酸素からできていますが、水素原子は、137億年前の宇宙誕生の、ほとんど直後にできたものです。ワインにたとえれば、私たちのカラダは「137億年もの」と言えるのです。

太陽は約50億年前に誕生しました。人体を構成する酸素原子や炭素原子は、太陽のような星の内部で「核融合」によってできました。高温・高圧・高密度の状態で生じる核融合では、水素原子（最も小さな原子）を出発点に、原子核が融合を繰り返し、大きな原子を作ります。

太陽くらいの大きさの星では、周期表（103を数える元素を並べたリスト）で言えば原子番号12のマグネシウムくらいまでの元素がこのように作られます。

太陽の10倍くらいの大きさの星になると、星の内部の核融合によって原子番号26の鉄まで作ることができます。鉄は、赤血球の中にある「ヘモグロビン」の材料として欠かせません。鉄分が足りなくなると息切れするのは、ヘモグロビンが酸素を運搬しているからです。

私たちのカラダは星のかけら

ところが、鉄は非常に安定した元素のため、これより大きな元素を核融合によって作ることはできません。こうした重い元素は、「星の死」によって作られるのです。

太陽の10倍以上の大きな星は、長年燃え続けた末に、「超新星爆発」という大爆発を起こして一生を終えます。突然、新しい星が生まれたように明るく輝くので「超新星」と呼ばれますが、実は星の死の瞬間のきらめきなのです。

この超新星爆発の巨大なエネルギーによって、鉄よりも重い元素が作られると考えられています。たとえば、甲状腺《こうじょうせん》ホルモンの合成に必要なヨードは、鉄よ

ポイント 1

ワインにたとえれば、私たちのカラダは「137億年もの」

りも重い元素ですから、超新星爆発でできたものです。

夜空のどこかの星の死によって、宇宙空間にまき散らされた元素が、いまの私たちの命を支えています。そして私たちの死によって、それらの元素は大地や空気として、地球の一部になります。

さらに、太陽系が消滅すると、星々の元素は再び宇宙に還り、新しい星の一部になります。私たちのカラダは星のかけら、私たちの命は宇宙の一部なのです。

太陽にも、宇宙全体にも、それぞれ寿命がある

私たち地上の生き物は、太陽なしには存在できません。太陽などの「恒星《こうせい》」(光と熱を発散し、天球上ほとんど相対的な位置を変えない星)は、核融合によって、水素原子がヘリウムになる際の巨大なエネルギーを、周囲に放出しています。この太陽光が、自分ではエネルギーを生み出さない、地球という惑星《わくせい》(恒星のまわりを公転する星)の命の源です。

植物が、水と二酸化炭素から、「光合成」によって作り出した栄養分が、動物を含むすべての生き物を支えています。恐竜が約6550万年前に突如として絶滅してしまったのも、巨大隕石《いんせき》の落下による塵《ちり》で太陽の光がさえぎられたことが

原因とされています（ちなみに、恐竜にもがんがありました）。

しかし、この母なる太陽にも、宇宙にも寿命はあります。星の寿命は、その大きさによって決まります。太陽の場合、約100億年程度と考えられています。太陽の10倍の質量を持つ星では、寿命は約1000～3000万年程度、100倍の星では、100万年くらいです。

太陽は、およそ50億年後には、膨張を始め、地球を飲み込んだあと、「燃えかす」となって冷めていきます。そもそも、100億年以内に、私たちの天の川銀河と、おとなりのアンドロメダ銀河は衝突すると予想されています。

1兆年もすると、星の燃料である水素が尽きていくため、夜空は明るさを失っていきます。やがて、星々は、私たちのカラダの元素を生み出した「超新星爆発」を起こして、次々に死んでいきます。

そのあとには、すべてを飲み込む「ブラックホール」ができ、ついには、巨大

ポイント
2
私たちのカラダは星のかけら、私たちの命は宇宙の一部

化したブラックホールに、銀河自体が飲み込まれると考えられています。

「生まれながらの死刑囚」

ホーキング博士らの最新の宇宙論によれば、ブラックホール自体も「蒸発」して消滅します。それどころか、少なくともいまから10の32乗年後には、原子そのものも消滅します。宇宙は、ときおり素粒子が行き交う、暗く冷たい世界となっていくのです。

宇宙には寿命があります。地球と人類の歴史にも、死が待っています。

私たちの個体は、そして人類の歴史も、さらには、この宇宙も、「生まれながらの死刑囚」(パスカル)と言えます。ボーヴォワールは、「人おのおのは死にますが、人類は死ぬべきものでないことをわれわれは知っています」と書きましたが、「個体の死は歴史の中で永遠に生きる」という考え方を、現代の宇宙論は否定しています。

それでも、ルターが「たとえ世界があす終わりでも、きょう私はリンゴの木を植える」と言ったように、人類も、歴史の終焉《しゅうえん》の日まで生きていかなければなりません。

地球外知的生命体にも死は訪れる

この大宇宙の中で、私たち人類は、ありふれた存在なのでしょうか、それとも、孤独な旅人なのでしょうか。

地球は、太陽の誕生のすぐあと、46億年ほど前にできた惑星です。そして、8億年の時間を経て、最初の生命が生まれました。さらに38億年かけて私たち人類に進化したわけです。

生命の誕生と進化には、海が必要です。しかも、海水は液体でなければなりませんから、気温は高すぎても、低すぎてもいけません。この条件はどのくらいハードルが高いものなのでしょうか。

天の川は、太陽系が属する銀河を地球から眺めたものです。この「天の川銀河」の恒星のおよそ1割は、海がある地球型の惑星を持つと考えられています。この

ポイント
3
私たち個体も、人類の歴史も、この宇宙も、「生まれながらの死刑囚」

ことは、私たちの銀河には、何億もの「第二の地球」が存在することを意味します。そして、宇宙には、天の川銀河と同じような銀河が1000億個も存在するのです。

こう考えると、私たちの存在は、ごくありふれたものだと思えてきます。実際、知的でないにせよ、生命を有する惑星は多数あるはずだと考えています。それどころか、人類より高度な文明を持った知的生命体がいてもなんら不思議ではありません。しかし、これまで、宇宙人との交信の記録はありません。

銀河の中の恒星同士の平均的な距離は、光の速さで移動しても、3年程度は必要ですから、宇宙人本人が地球を訪問するのはむずかしいかもしれません。それでも、電波通信は可能なはずですが、現実には、どの星からも、人工的な電波は観測されていません。

知的生命体の進化を可能とする惑星は無数にあるはずなのに、実際には、宇宙は静まりかえっている。この矛盾《むじゅん》は、これまでのところ解決されていません。

しかし、個人的には、地球以外にも知的生命はある、私たちは宇宙の中で孤独ではないように感じます。なぜなら、この立場に立てば、人類はみな同胞《どうほう》と思えるからです。つまらない争いなど無意味に思えるからです。

しかし、人類の「兄弟」である地球外知的生命体が存在したとしても、彼らの歴史にも終わりがあります。この宇宙にある生命のどんな連続の先にも、「死」が待ち受けています。

ポイント
4

宇宙にある生命のどんな連続の先にも、「死」が待ち受けている

2

絶対時間と私の時間

「永遠」と「一瞬の人生」

いつも一定の速さで流れる時間？

「永遠のときの流れに比べて、人生のなんと短いことか」。私たちの実感ですが、このことを深く考えてみたいと思います。キーワードは「時間」です。

現代人は、時間を「過去から未来に向かって一定の速さで過ぎていくもの」と思っています。光陰《こういん》矢のごとし、飛んでいく矢のイメージですね。

それは、「絶対時間」と呼ばれ、人間はもちろん、すべての生き物、いや海の水も、山の岩も、世界のすべてが、それに従うべき超越的存在（絶対に逃れられない法

則）であると、私たちは直感しています。まさに、すべてを支配する神のごとき
ものが、時間です。
しかし、神の存在を証明できないと同じように、すべてと無関係に一定の速さ
で過ぎていく絶対時間の存在を証明することはできません。
この絶対時間という考えができあがってきた背景には、ガリレオが発見した「振
り子の等時性《とうじせい》」――振り子の振れ幅の大きさによらず、周期が一定であること
――やそれを使った機械式時計の登場が大きいように思います。ちなみに、振り
子の等時性は、あくまで、振り子の角度が小さいときに、近似的《きんじてき》に成り立つもの
です。
腕時計を持たなかった子供のころ、遊ぶのに疲れたり、お腹が減ったりした時
刻が、家に帰るときでした。それが学校に通うようになって、始業時刻には遅刻
してはいけない、お腹が空いたからといって、12時までは、お弁当を食べてはい

ポイント
5

一定の速さで過ぎる「絶対時間」が私たちを支配している

けないと教えられました。

そして、時間とは時計で計るもの、自分がどう感じるかなどとは関係ない時間があると「学習」していったのです。

「遅刻のない世界」から「時は金なり」へ

現代の日本では、社会生活の中で時間を守るのは当然のことになっています。ヨーロッパで暮らしたときには、日本の鉄道の運行の正確さを思い知らされました。先進国の中でも、日本人の時間に対する几帳面《きちょうめん》さは飛び抜けていると思います。

しかし、日本人も昔は、「日が昇れば働き、日が沈めば休む」という自然の一部として、自然が示す「時間」の中で生きてきたと言えます。

時間の間隔も、不定時法、つまり、日の出と日の入りを基準に、昼と夜をそれぞれ6等分して、子《ね》の刻《こく》、丑《うし》の刻としていました。

一刻は、およそ2時間ですが、昼と夜の長さは、季節や地域によって違います。夏と冬、江戸と大坂で、時間の幅が違っていたわけです。

当然、江戸時代までの日本人の時間感覚はかなりおおざっぱだったようで、「定時」や「遅刻」の観念はなかったと言います。

しかし、明治になって、近代西欧的な時間観念が一挙に導入されました。たしかに、近代的な軍隊や工場を運営していくためには、個人の感覚とは別の絶対的な時間——尺度として、だれにでも当てはまる時間——が必要になりました。都市化した文明における時間感覚は、カレンダー、テレビ番組、そして貨幣で買える量としての時間です（時は金なり）。

そして、現代では、超高速化した時間の中に私たちはいます。時間に追われる毎日を過ごすようになったのです。起床時間、電車・バスのダイヤ、始業と終業、テレビやラジオの時報——時間から逃れる術はないかのようです。交通手段の発達によって移動時間は短縮され、インターネットを使えば世界は一瞬でつながり、コンビニは24時間営業、昼夜の区別もなくなっています。

しかし、この社会のあり方は、生き物の一員である人間には、無理があるので

ポイント
6
江戸時代まで「定時」や「遅刻」はなかった

しょう。実際に、さまざまな亀裂《きれつ》が生じています。

1990年には、遅刻を取り締まるために登校時刻に校門を閉鎖していた神戸市の高校で、登校時刻ぎりぎりに駆け込んだ生徒が、閉められた門扉に挟まれて死亡する事故がありました。

2005年のJR西日本の福知山線脱線事故は、運行時刻の遅れを取り戻そうとした運転手が、制限速度を超したことが一因です。

さらに、100万人を突破して増え続ける「うつ病」の背景に、生物が耐えられなくなるほど高速・高密度化した「時間の速度」があると言えるでしょう。

円環する時間、不可逆的な時間

さて、すべての存在を超越して、「直線上を一方向に同じ速度で流れる時間」の感覚は、どこに起源をもつのでしょうか。

原始的な共同体では、時間は、太陽や月の動き、さらには季節のように「繰り返す」ものだったはずです。

インド、ギリシア文明では、時間を「円」のように回るものととらえたようです。輪廻《りんね》思想の根底にこの時間観念があると思います。終わりがないのが円の特徴で、インド哲学がめざす「解脱《げだつ》」は終わりのないこの円環時間からの脱出に他なりません。

一方、キリスト教と近代西欧文明のゆりかごとなったユダヤ教では、時間は右肩あがりのベクトル（方向をもった線分）のようにとらえられています。旧約聖書にある「天地創造」によって世界は始まり、「終末」によって「歴史」は終わるという考え方です。

始まりから終わりに向かう時間、これが、「直線上を一方向に流れる時間」という感覚のふるさとでしょう。そして、時間は後戻りできない（不可逆性《ふかぎゃくせい》）というこの感覚は、「一回かぎりの人生」という観念につながります。

ポイント
7

後戻りできない時間の起源は、ユダヤ教

永遠の未来感覚の誕生

近代社会でも、時間は後戻りできないというこのユダヤ・キリスト教的な時間

観をベースにしてはいますが、歴史の終末は意識されていません。科学的な知識（とくに天体や宇宙に関するもの）は、広大な宇宙と永遠の未来という感覚を私たちに植えつけました。

実際、私たちは極端な「未来志向」です。科学・技術のみならず、教育や受験などでも、視点は未来にあります。卑近《ひきん》な例では、来月もらう給料のために、いまの時間を「犠牲にして」勤労する現代の経済体制が象徴的です。

未来を志向する感覚は、時間感覚を、（始まりと終わりのある）線分的なものから、終わりのない直線的なものに変容させてきたと思います。そして、第1章で見たビッグバンによる宇宙の始まりと、膨張する宇宙の姿は、こうした時間観を強く支持しています。

そして、時間が個人から離れて（意味や質感を失って）、ただの「量的存在」になったとき、「直線上を一方向に同じ速度で流れる時間」の観念が完成するのでしょう。

絶対時間はフィクション

時間は「過去から未来へ一定の速さで流れている」「時間の進む速さはだれに

とっても同じ」と、現代人は感じています。そして、この永遠の、後戻りのきかない時間の流れの中で、自分の人生の時間がごく限られたものであることを、私たちは知っています。このことが、「人生は、はかない」「生きることはむなしい」という感情の根底にあるのだと考えます。

自分の人生の時間がごく限られたものであること――言い換えれば、私たちに寿命があること。このことは次章でやや詳しく考えます――は事実です。ですから、問題は、「すべての存在と無関係に、直線上を一方向に同じ速度で流れる時間」のあり方が正しいかどうかです。

ポイント
8
「絶対時間」はフィクション

結論から入ってしまいますが、この時間観念は虚構のものです。ニュートン力学では、時間は「すべての存在と無関係に、直線上を一方向に同じ速度で流れる」ものですが、相対性理論によると、走っている人の時計の針を止まっている人から見ると、ゆっくり進んで見えます。これは、光の速さ（秒速30万キロ）に近い猛烈なスピードでなければ、ほとんど違いはわかりません。たとえば、宇宙へ飛び立つロケットで16年間飛行したとしても、時計の遅れは1秒程度です。しかし、光速の9割の速さで動くと、時計の進む速さは半分以下になります。

重力によっても、時間は遅くなります。地球の上空を回る人工衛星が受ける重力は、地上より小さく、衛星の時計は地上より速く進みます。このずれを修正するため、衛星の時計は、毎秒100億分の4・45秒遅く進むように設計されています。わずかな時間ではありますが、カーナビで使うGPS用の衛星では、これを補正しないと正確な場所を計算できないのです。

もちろん、私たちがいくらがんばって走っても、時間がゆっくり流れて、長生きできるわけではありません。光速に近いスピードで走り続ければ、たしかに「浦島太郎」のようなことが起こり得ますが、日常ではあり得ません。ニュートン力学は、相対性理論の「日常生活版」と言えるのです。

厳密に言えば、止まっている人と走っている人では、時刻が違ってきます。まるで、江戸時代の一刻の幅が、季節や場所で伸び縮みするようなものです。時間は絶対ではなく相対的なもの。私たち一人ひとりが本来持っている「それぞれの時間」を取り戻す必要があります。

過去の姿を透視《とうし》する

いま、私たちが見ているものはすべての過去の姿です。

いま、見ている太陽は８分前の姿です。オリオン座のベテルギウスは４９７光年、リゲルは８６３光年、それぞれ地球から離れています。いま、目にするオリオン座の２つの星は、それぞれ４９７年前、８６３年前の姿なのです。

そして、あなたが見ているおとなりの方の顔ですら、わずかに過去のものです。30センチ先から光が届くには、10億分の１秒かかります。

そもそも、網膜《もうまく》に入った光が、大脳後頭葉《こうとうよう》で視覚情報として認識されるまでには、0.5秒くらいかかりますから、「目の前のもの」ですら、0.5秒前の過去の姿を「見ている」ことになるわけです。

そして、網膜と後頭葉の視覚中枢《ちゅうすう》を結ぶ神経の長さは人それぞれですから、

ポイント ９

止まっている人と走っている人とでは、時間の進み方が違う

各自が見ている（と思っている）「現在」はすべて違った時刻のものなのです。本当は、絶対的な時間や「現在」など存在しないのです。

動物の時間、人間の時間

また、動物によって「時間」は違ってきます。人の心臓は1分間に60～70回拍動します。

しかし、心臓の拍動は、小さな動物ほど速く、大きい動物ほど遅くなります。体重30グラムのネズミでは、心拍数は1分間に600～700回、0.1秒に1回拍動します。しかし、体重700キロの馬では、2秒に1回、3トンのゾウでは、3秒に1回になります。ちなみに、人間では、1秒に1回くらいです。

心臓の拍動だけでなく、呼吸や、食べたものが排泄《はいせつ》されるまでの時間をはじめ、生命現象の「テンポ」は、およそ体重の1／4乗に比例することがわかっています。そして、一生の間に心臓が拍動する回数は、ネズミでも、馬でもゾウでも、人間でも、15億回でいっしょなのです。一生を生き抜いた（15億回、心臓が拍動した）という感覚は、ゾウもネズミも同じ、ということです。

生命活動のテンポを尺度に比較すると、カラダの大きさに関係なく、同じように呼吸し、「寿命」もほぼ同じだということになります。小さな動物では時間が速く流れ、大きな動物では遅く流れているだけなのです。

言い換えると、同じ1日（地球の自転1周分）でも、ネズミにとっては長く、ゾウでは短く感じているはずです。ネズミの一生は2〜3年、ゾウは70年も生きます。しかし、心拍などの生命のテンポから考えると、ネズミもゾウも同じくらいの「時間」を生きることになります。

現代の人間社会では、1秒とか1分、1時間、1日といった物理的な時間だけが絶対だと思い込んでいますが、それは人間が決めた基準であって、他の動物にはそれぞれ独自の「時計」があるのです。

私たちが年をとると、時間が経つのが速いと感じるようになります。たしかに子供のころの1年の、なんと長かったことか（10歳ころの1年間を思い出してみましょう）。

ポイント 10

動物には、カラダに見合った「時計」がある

生命現象の「テンポ」が、およそ体重の1／4乗に比例するという関係は、人間にもあてはまります。実際、3歳児の心拍は1分間に120回、呼吸数も25回と、成人よりずっと多いのです。その分、心拍数を基準にすれば、子供にとっての1日は、大人の倍近く長いことになります。

大人になると、もうカラダは大きくはなりませんが（むしろ、背骨がつぶれて背が低くなります）が、「代謝《たいしゃ》」は落ちてきます。中年になると、若いときと同じものをたべても太るのは、吸収した栄養の消費が落ちるからですし、傷も治りにくくなります。運動のあとの筋肉痛が、数日たってから起こるのも、代謝の遅れが原因です。

つまり、私たちの場合、大人になってカラダの大きさが変わらなくなっても、生命のテンポの方は、ゆっくりになっていきます（ネズミ→ゾウ）。つまり、年齢とともに、1日の長さは、どんどん短く感じられるようになるのです。

さて、どんな動物も、心拍数は15億回でいっしょでした。そして、人間の心拍数は1秒に1回くらいですから、2秒に1回の馬や、3秒に1回のゾウより、本来は短命になるはずです。

心拍数から見ると、人間の寿命はゾウよりはるかに短い25年程度になります。

たしかに、縄文時代の人類の寿命はその程度だったと推測されています。15〜16歳で子供をつくって、子育てしたら次の世代にバトンタッチしていったのでしょう。

しかし、現代人の寿命と動物の寿命とを同列に論じるのは無理があります。日本人の平均寿命は、現在、全体で83歳ですが、明治元年で35歳、大正元年に40歳くらいでした。

安全な都市、安定した食料供給、医療の発達などが、飛躍的に人間を長寿化させたのです。動物園の飼育係の友人によると、「ゾウに入れ歯をすれば、もっと長生きする」そうです。ゾウは50歳を過ぎると歯が磨《す》り減ってきてうまく食べられなくなるからです。ゾウの入れ歯があれば、寿命は100歳を超すかもしれません。

私なども、もはや子育ては終わりましたし、新たに次世代を生産するわけでも

ポイント
11 年をとると、1日はどんどん短くなる

なく、生物学的に見ればとくに意味のない「おまけの人生」と言えますね（笑）。「人生80年」と言われますが、子育てを終えてからの時間、つまり「生物学的に見れば」とくに意味を持たない「おまけの時間」が長いのが、現代の人生の特徴です。しかし、この長い「おまけの時間」は、生き物としての仕事のない、「自由な時間」です。38億年という生物の進化の歴史上、はじめて出現した「時間」なのです。

絶対時間など、この世には存在しません。少なくとも、私たちの人生とは関係ありません。それぞれの生物に固有な時間があるのです（生物の種それぞれに固有の時間があるだけでなく、厳密には、同じ種の中のそれぞれの個体に固有な時間があるのです）。私たち人間一人ひとりの人生にも同じことが言えます。

3 進化の中で、「死」が生まれた

もともと、寿命などなかった

「同期の桜」

「おまえと俺とは同期の桜」ではありませんが、同じ時期に咲き誇り、いっせいに散る桜の姿に日本人は生と死を見つめてきました。

しかし、このはかなく美しい桜の姿は、日本の桜の8割を占める「ソメイヨシノ」のものです。

ソメイヨシノは江戸末期に、野生種であるオオシマザクラとエドヒガンを交配して作られました。人工的に作られた雑種で、種子ができないため、自力で繁殖することはできません。人間が挿し木などで増やす以外に、この桜が地球上に生き残る方法はないのです。

日本中のソメイヨシノは、江戸の染井村で人工交配によって作り出された桜そのものなのです。完全に同じ遺伝子を持っていますから、同じような環境のもとでは、開花も散り際も見事に同期するというわけです。そして、人間が枝を手折って土に埋め直さなければ、100年もすると地上から姿を消す運命にあるのです。

有性生殖が寿命をつくった

ソメイヨシノのような、全く同じ遺伝子を持った生物や細胞のことを「クローン」と呼びます。植物の世界では、挿し木や株分けなどによるクローンはめずらしくありません。たとえば、竹は地下茎《ちかけい》でつながっているため、竹林全体が1つのクローンとも言えるのです。

しかし、私たち哺乳類の場合には、父親と母親の遺伝子を混ぜ合わせる以外に子孫を残すことができません。そして、この過程で子供の遺伝子は世界でただ1つのものになります。

「有性生殖」こそが、私たちが「かけがえのない自分」である理由であり、そして、「私たちの命に限りがある原因」でもあるのです。

逆に、挿し木などの「無性生殖」を繰り返す場合、「死」はありません。バクテリア（細菌）は無性生殖の1つである「細胞分裂」によって増え、環境さえよければ限りなく増えていきます。

そうやって無数に増殖した大腸菌は、ソメイヨシノの場合と同様に、すべて「同じ」です。バクテリアには「性」も「自他の区別」も「死」もないのです。

そもそも、生き物には寿命などありませんでした。もちろん、大腸菌だって、焼かれたり、踏まれたりすれば生きてはいけませんし、栄養がなければ餓死《がし》します。しかし、環境さえよければ、死ぬことはありません。この意味では、私たちの寿命に相当するものはないのです。

ポイント
12 大腸菌には、「自他」も「寿命」もない

寿命に限りがある理由

約46億年前に地球ができ、約38億年前に最初の生命が誕生しました。原核《げんかく》生物と言われるバクテリア（細菌）の仲間です。そして、約18～20億年という年月を経て、我々人類につながる真核《しんかく》生物が誕生したのです。

バクテリアには寿命がありませんから、生き物は38億年という進化の歴史の半分をかけて、死を作り出したのだとも言えます。

心臓の細胞は、原則として生後は分裂しないため、心臓にはまずがんはできません。がん細胞は、細胞分裂のミスによる「不死細胞」だから、分裂しない細胞にはがんはできないのです。このことは、脳の神経細胞でも同様です。

逆に、脳や心臓の細胞が、脳梗塞《のうこうそく》や心筋梗塞《しんきんこうそく》などで死ぬと、細胞分裂で補えないため、私たちは生きていけません。

ただ、脳や心臓をいくら守っても、「不老不死」は得られません。これまでに最も長生きした人は、１９９７年に１２２歳で亡くなったフランス人のカルマンさんという女性と言われています。そして、この１２０歳が人間の「最大寿命」と考えられています。では、なぜ、私たちの寿命には限りがあるのでしょうか。

ポイント

13 細胞分裂の回数には限界がある

私たちのからだの細胞（体細胞《たいさいぼう》）が、無限に細胞分裂を繰り返せないことが、その原因です。動物の細胞に栄養を与えて培養《ばいよう》すると分裂を繰り返しますが、分裂の回数には限界があります。

人間の場合、受精卵から出発して、約50回分裂するとそれ以上分裂しなくなり、新たな細胞が供給されなくなります。成人になった時点からでは、あと20回くらいしか分裂できません。

つまり、私たちの細胞は一定の回数しか分裂できず、分裂が止まると、その臓器は死ぬことになります。細胞が分裂できる回数は種によって異なり、この回数が多い動物ほど長生きをします。寿命が2年のハツカネズミは10回、寿命が１００年以上のガラパゴスゾウガメは約１００回も分裂できます。

細胞分裂を止める仕組み

では、次に、なぜ分裂の回数に限界があるのでしょうか。細胞分裂では、DNAをコピーして2つの細胞に振り分けます。このことはバクテリアも人間も同じです。このDNAの複製にカギがあります。

私たちのDNAは、「ひも」のような線状の物質です。このDNAがコピーされるたび、DNAの端が短くなっていくのです。実際、私たちのDNAの末端の長さは、年齢とともに短くなり、これ以上短くできない長さになるとDNAのコピーができなくなり、細胞分裂にピリオドが打たれるのです。

1996年、スコットランドの研究所で生まれた子羊ドリーが、世界に衝撃を与えました。ドリーは、6歳の雌《メス》羊の乳房の細胞から「造られた」からです。世界ではじめて、哺乳類の体《たい》細胞から作られたクローン動物で、クローン人間が生まれる可能性さえ示していました。

しかし、その後の研究によって、ドリーのDNAの末端が短くなっていることがわかりました。DNAの「供給元」の羊が6歳だったため、ドリーのDNAも6年分短くなっていたのです。ドリーが生まれたとき、その細胞は0歳ではなく、すでに6歳になっていた、というわけです。

ノーベル賞を受賞した「テロメア」研究

ここで、私たちのDNAの複製の仕組みを少し詳しく見ていきましょう。すでに知識のある方、また、関心のない方や忙しい方は、飛ばしてしまってもかまいません。

2009年のノーベル医学生理学賞は、アメリカの3人の研究者に贈られました。「テロメア」が、細胞のがん化や老化にかかわる仕組みを解明した功績が対象となりました。

「テロメア」――聞き慣れない言葉です。これは、DNAの末端部を指す言葉です。なぜ、DNAの末端が重要なのでしょうか。

DNAは、2本の細い鎖《くさり》をねじり合わせた形をしており、その形は「二重らせ

ポイント14 DNAの末端が短くなると、細胞分裂が止まる

ん構造」と呼ばれます。それぞれの鎖は、アデニン（A）、グアニン（G）、シトシン（C）、チミン（T）という4種類の「塩基《えんき》」と呼ばれる物質が並んでできています。そして、この4つの塩基の並び方が、私たちの遺伝情報そのものなのです。この塩基配列をもとに遺伝子が決まり、遺伝子から生命の基本であるタンパク質が作られるからです。

2つの鎖の向かい合う塩基は、決まったルールで結合して、二重らせん構造を保っています。AはT、CはGとしか結合できません。たとえば、一方の鎖が、「ATTCGCTT」という配列になっていると、もう一方は「TAAGCGAA」となります。

さて、細胞分裂などでDNAが複製されるとき、まず最初に2本の鎖がほどけます。そして、1本になったそれぞれの鎖は、「AはT」「CはG」のルールにしたがって、ペアとなる塩基を向かい合う形でコピーしていきます。

先ほどの例では、「ATTCGCTT」の向かい側に「TAAGCGAA」、「TAAGCGAA」の向かい側に「ATTCGCTT」が、新たに並びます。こうして、もとの二重らせんのDNAが2つにコピーされるというわけです。

しかし、巧妙きわまりないこの仕組みにも問題があります。線状のDNAを複製するたびに、その末端のテロメアが短くなってしまうのです。線状のDNAでは、端の部分が複製できないからです。

たとえば、ひもをカッターで左から右に裂く場合、左端の部分を固定しなければ、上手に裂くことはできません。固定された部分は、裂けないまま残ります。同じようなことが、ひも状のDNAの複製でも起きるため、端の部分が複製できずに、分裂後のDNAは、分裂を繰り返すごとに徐々に短くなっていきます。

一方、輪ゴム状であれば、そもそも端がありませんから、テロメアが短くなることはありません。そして、細菌のDNAは環状（輪ゴム状）なのです。これが、細菌が無限に分裂できる理由です。

細胞分裂でDNAをコピーするたびに、DNAが短くなっていき、もうこれ以上は短くできなくなると細胞分裂が止まる。このことが、私たちに寿命がある理由です。

ポイント
15 細胞分裂の限界が、寿命の限界

限りある命とひきかえに、性を手に入れた

そして、このことに「性」が関係しています。文学のテーマのようですが、「性」があるから「死」もあるというわけです。

私たちのからだの細胞（体《たい》細胞）は、卵子と精子が合体した受精卵が出発点です。卵子や精子が持つDNAは、それぞれ1セットです。受精卵からできた体細胞は、父と母からDNAを1セットずつ受け継いで、2セットのDNAを持ちます。

一方、大人になって生殖細胞を作る際、2セットのDNAが1セットに戻されます。この仕組みを「減数《げんすう》分裂」と呼び、オスとメスが関わる「有性生殖」の基本となっています。

ところが、減数分裂ではDNAの形が環状だと都合が悪いのです。詳しい理由はわかっていませんが、線状のDNAを環状に変えると、減数分裂ができなくなります。有性生殖する生物は、子孫を残すために、減数分裂に必要な線状のDNAを持ちます。つまり細胞に寿命があることが運命づけられているのです。私たちの祖先は、限りある命とひきかえに、性を手に入れたのです。

有性生殖のメリットは、減数分裂や受精の過程を通して、1つとして同じではは

ない多様な子孫を残せることです。性を持つことで、私たちは世界で唯一のかけがえのない存在となり、同時に、死を運命づけられたのです。

寿命を持つ細胞と不老不死の細胞

もう一度、おさらいします。原核生物は、輪ゴム状のDNAを持ち、細胞分裂では、DNAを単純に複製して(無性生殖)、全く同じ細胞を作り出します。そして、限りなく分裂を繰り返しますが、子孫の細胞たちは、みな同じものです。

原核生物では、同じ細胞しか複製できないので、進化は存在しないものの、細胞は「不死」です。真核生物では、線状のDNAを持つことで、有性生殖を実現しました。そして、その代償として、無限に細胞分裂することができなくなり、寿命を持つことになりました。

有性生殖では、減数分裂という方法で、雌雄《しゆう》(父母)からのDNAをミックス

ポイント 16
性を持つことで、私たちは死を運命づけられた

して多様な子孫を作ることができます。この「性による多様性」が、原始原核生物から人類に至る進化の原動力となったのです。

真核生物は、多数の細胞がチームを作り、多細胞生物となりました。多細胞生物のカラダは、基本的に、個体を形作る「体細胞《たいさいぼう》」と、次の世代にＤＮＡを伝えるための「生殖細胞」からなります。

生殖細胞は、精子や卵子などのことで、次世代に遺伝子を引き継ぐためだけに待機している細胞です。皮膚、肝臓、脳などの組織や臓器を構成しているその他の細胞はすべて個体を形作る体細胞です。

そして、生殖細胞のみが次世代に引き継がれ、体細胞は寿命を持って、一定の回数だけ分裂すると死を迎えます。

生殖細胞は、父と母からの遺伝情報をミックスしながら、世代を超えて受け継がれていくため、体細胞と違って、分裂の回数に制限はありません。

生殖細胞は、地球上にはじめて生まれた生物から連綿《れんめん》と受け継がれていると言えます。この意味で、生殖細胞は、原核細胞と同じように、寿命のない不死細胞なのです。

有性生殖の本質に関わることですが、生殖細胞は、コピーによって短くなった

DNAの端を元の長さに戻す能力を持っています。体細胞からつくられたクローン動物（羊のドリー）は、生まれながら短くなったDNAを持っていましたが、生殖細胞の受精から生まれる赤ちゃんは、0歳の細胞を持って生まれてきます。たとえば、40歳の父親と30歳の母親からできた赤ちゃんは0歳です。あたりまえのことのようですが、よく考えるとすごいことです。

真核生物の宿命である「老」や「死」が、「性」によって克服され、再び0歳からの時を刻むのです。

一方、多細胞生物の本体に見える体細胞は、さまざまな組織や臓器を生み出しましたが、体細胞には寿命がありますから、個体の死を避けられません。つまり、多細胞生物は、寿命を持つ体細胞と不老不死の生殖細胞の組み合わせから成り立っているのです。

ポイント
17 生殖細胞は、寿命のない不死細胞

悲しきボディーガード

さて、体細胞と生殖細胞のどちらが主役でしょうか。常識的には、体細胞こそが本体（あるいは主役）ということになります。

しかし、生命を綿々と伝えているのは、生殖細胞あるいはその遺伝情報です。体細胞は、生殖細胞を守るボディーガードの役目をしているとも言えます。

この考えは、リチャード・ドーキンスが『利己的な遺伝子』の中で述べた、「生物個体は遺伝子が自らのコピーを残すために一時的に作り出した〝乗り物〟である」という考え方に通じます。

事実、地上に出てきたセミや、ふるさとの川を遡上《そじょう》するサケの個体は、生殖を完了した時点で死にます。生殖細胞のボディーガードの役目が終われば、寿命を迎えるのが体細胞なのです。

この「悲しきボディーガード」の任務に対して、文句を言う生き物はいませんでした。そう、人間以外は。人間の巨大化した脳は、自分が主役だと勘違い（？）しはじめたのです。

もともと遺伝子が、遺伝子自身を守るために作り出した大脳は、「体細胞の王様」

として、個体の不死を要求し出しました。

ポイント
18

体細胞は、生殖細胞を守るボディーガード

4 大脳が生んだ宗教

死を飼い慣らすために

生き物に脳ができるまで

もともと私たちのカラダは、遺伝子を次の世代へバトンタッチするために、遺伝子が作りあげたものだと言えます。

遺伝子は、有性生殖によって、世代を経るうちにわずかずつ変化していき、結果的にカラダも変化していきます。

より環境に適応したカラダを持ったものが生き残って、その個体の子孫を増やしていきますが、これは、結果的に、すぐれたカラダを作った遺伝子が生き残ることを意味します。遺伝子は、自分が作った「乗り物」であるカラダを通して、他の遺伝子と競争しているのです。

38億年前に地球に生まれたバクテリアなどの原始的生命は、性を持つことで進化の海に乗り出し、多様性を身につけ、さらには孤独な「一匹オオカミ」から、多数の細胞がチームを作る「多細胞生物」となりました。

できたての多細胞生物は、遺伝子をバトンタッチすることだけが目的の「生殖細胞（卵子や精子）」と、これを支えるボディーガード役の「体《たい》細胞」に役割分担をしました。何度も申し上げてきましたが、あくまでも、生殖細胞が主役（黒幕）です。

多細胞生物ができた当初は、体細胞の役割分担ははっきりしておらず、「烏合《うごう》の衆《しゅう》」といった構えでした。しかし、やがて、体細胞の中でも、役割の分担ができていきました。

ポイント
19
私たちのカラダは、遺伝子が作った「乗り物」

まずは、カラダの外側に位置して、外界からカラダを守る細胞（皮膚に相当）と、カラダの内部にあって栄養を吸収する細胞（腸に相当）に分かれました。骨や肉にあたる細胞も現れ、複雑な臓器が作られていきました。

さらに、カラダの外側の細胞から、神経が作られました。はじめは一本の筒のような構造でしたが、やがてカラダに頭とお尻の区別ができたため、頭に近い部分の神経が特別に発達しました。

そして、エラや目などから入ってくる外界の情報処理と、複雑になったカラダの制御が必要になり、脳が生まれました。カラダが脳を生んだのです。脳のない生物はいますが、カラダのない生物は存在しません。

脳は建て増ししながら進化してきた

脊椎《せきつい》動物の脳は、どれも、基本的な構造は似ています。どの生物でも、脳は、「脳幹《のうかん》」「小脳」「大脳」から成り立っています。違うのはそれぞれの大きさなのです。

魚類や爬虫類《はちゅうるい》では、脳のうち、最も古い「脳幹」が脳の中心でした。脳幹は、延髄《えんずい》や中脳といった部分に分かれ、エサを取る、交尾《こうび》をするといった本能的な行動をつかさどっています。

もちろん脳幹は、人間にも「生きていく」のに必要で、脳幹に障害を受けると、食べ物を飲み込めなくなったり、呼吸ができなくなったりします。アントニオ猪木の「延髄《えんずい》斬り」がコワイのは、このためです。

しかし、鳥類や哺乳類になると、大脳が大きくなります。とくに大脳の新皮質《しんひしつ》が発達し、「感覚野《や》」「運動野《や》」といった領域が新しい機能を持つようになりました。霊長類《れいちょうるい》では新皮質がさらに発達して大きくなり（ヒトでは、大脳皮質の９割以上が新皮質）、「連合野《や》」が出現した結果、より高度な認知や行動が可能になりました。

脳は、基本的な構造を変えるのではなく、新しい部分を古い構造に「建て増しする」かたちで進化してきました。私たちの脳には、進化の歴史が刻みこまれているのです。

ポイント

20

カラダが脳を生み、進化させた

個体発生は系統発生を繰り返す

ちなみに、脳だけでなく、進化の過程は、私たち一人ひとりのカラダに書き込まれています。「有性生殖」によって、父母の年齢から0歳へ「若返った」生殖細胞（卵子と精子）が合体して「受精卵」になります。そして、このたった1つの細胞がおよそ50回分裂を繰り返して、60兆個の細胞からなる「カラダ」になります。

この分裂の過程、つまり、お母さんの子宮の中での「個体発生」は、進化の歴史（系統発生）の再現ドラマそのものです。

受精後、32日目の胎児では、心臓は魚類と同様に「一心房一心室」（心房と心室が1つずつある）で、顔の側面には、エラもあります。

35日目の胎児では、エラの血管が肺の血管へと変貌《へんぼう》を遂《と》げます。魚のヒレのようなものから、腕や五本の指もできますが、指の間には水かきがあります。

38日目では、水かきは消えますが、尾っぽは突き出たままで、毛むくじゃらです。

これは、魚類、両生類、哺乳類への進化の過程そのままです。なにせ、生殖細胞は太古の昔から綿々と受け継がれてきました。そして、その歴史のすべてが「遺伝子＝ＤＮＡ」という「巻物《まきもの》」として書き込まれているわけです。この巻物を設計図として、個体発生が行われますから、系統発生を繰り返すのは当然とも言えるのです。

臓器の王、脳の発達

さて、約５００万年前の人類誕生の時点では、脳の容積は５００cc程度でしたが、現代人の平均的脳容積は１４００ccに達します。３倍近く拡大したのは、もっぱら大脳でした。人類の歴史は大脳の発達の歴史でもあったのです。

鋭い牙《きば》も爪もない、「裸のサル」であった人類の祖先にとって、遺伝子を次の世代にバトンタッチするために生き残る術は、大脳による「知恵」しかなかったのだと思います。

人類の遺伝子は、大脳を進化させて自身を守ろうとしたのです。遺伝子が生き

ポイント
21
人類の歴史は、大脳の発達の歴史

残るためには、他に手がなかったのでしょう。

250万年前、旧石器時代になると、人類は、石を割って作った原始的な「道具」を使い始めました。この「道具」は、いまやコンピュータにまで「進化」しています。

道具の進化は、生殖や突然変異による遺伝子の変化を必要としません。ヒト以外の生き物では、遺伝子の進化=カラダの進化ですが、道具の発見によって、遺伝子の進化を必要としない進化が出現したわけです。このことは、コンピュータの誕生からその進化を見つめてきた私には、ヒシヒシと実感できます。

なお、この道具の出現は、カラダの中での脳の「地位」を高めたはずです。たとえば、ヤシの実を素手《すで》では割れなかったが、石の斧《おの》を使ったらうまく割れたとします。素手でも斧を使っても、手を振り下ろす必要はあります。つまり、手も一種の「性能の悪い道具」と認知されてしまうのではないでしょうか。

事実、私たちがカラダの中で最も「道具」のように感じているのは——道具扱いしているのは——手に他なりません。これは、道具を使うのが手だからでしょう。

そして、たしかに脳は手を「厚遇《こうぐう》」しています。私たちのカラダの動きをつかさどる大脳の「運動野《や》」の中で、手の動きを担当する面積が最も広いと言われています。手をはじめとして、脳は自分以外の臓器を、まさに「手足」と思いはじめたのです。しかし、長い進化の歴史の中で、脳は最も最近発達した「新参者《しんざんもの》」です。その新参者が、「歴史ある」内臓を道具として扱い、ついに現代医療の最先端では、「部品」であればこそ可能になる臓器移植まで手がけるようになったわけで、まさに「下克上《げこくじょう》」です。

脳はついに、カラダを支配する「臓器の王様」として君臨《くんりん》しはじめたのです。

都市は脳の産物

さらに、大脳は言語を生み出し、およそ1万年前に「農耕」を開始しました。農耕によって生産能力が増大し、富が蓄積されました。すぐに、富の偏在《へんざい》も起こって、権力者が生まれ、都市国家の誕生へとつながりました。

死海のほとりにあるパレスチナのイェリコは、古代オリエントの中でも古い町。

ポイント
22 脳はカラダを支配する王様になった

紀元前８０００年には周囲を壁で囲った集落が出現した「最古の町」と言われ、旧約聖書にもたびたび登場します。

農耕は、生き物の営みを最も制限してきた「日々の食物の確保」から人々を解放したに違いありません。自分たちをとりまく自然の成り立ちに興味を持ったり、美意識をもって絵画を描いたり、自分たちの話す言葉を文字として記録する人が誕生したのです。

農耕が開始された結果、知識の集積のスピードがぐっと高まりました。農業の成立が文明の発祥とほぼ同義とされるのはこのためです。そして、文明は、ときに衝突を繰り返しながら、都市に人口を集中させていきました。紀元前８０００年のイェリコの人口は１０００人規模と言われますが、世界最大の都市トウキョウの人口はいまや、１３０００万人に達します。

恩師の養老孟司先生が、名著『唯脳論』で述べられているように、都市は脳の産物です。すべての人工物は、ヒトの脳が生み出したもので、都市にあるのは人工物だけです。都市は脳が外界に姿を現したようなものと言えるでしょう。

イタリア、ナポリ郊外のポンペイ遺跡を訪れたとき、「まるで、西新宿みたいだな」と感じました。西暦79年にすべてが止まった古代都市ポンペイには、建物や道路、つまり人工物しか残されておらず、あたかも現代日本の新宿副都心を思わせる景観が広がっていたのです。

自然は変化しますが、人工物は「不変」です。2000年近く、変わらぬ姿を保ってきた都市ポンペイ。夏でも冬でも、同じ室温に調整された西新宿の高層ビル。季節などのうつろいゆくもの（無常）を、都市は排除しようとします。そして、人工物の象徴である都市を作り上げた私たちの大脳も、やはり「自然」を避けています。最も忌避《きひ》すべき相手は「死」。

死は、無常そのものであり、大脳もカラダ（自然）の一部であることを教えるからです。この「大脳の身体性」こそが、現代社会最大のタブーだと養老先生は言います。

どんなに変わらぬ人工物に囲まれても、ヒトは死ぬ。ヒトが死ねば、大脳も死ぬ。大脳もカラダの一部、ほかの臓器と何ら変わらない。むしろ、心臓や肺といった

ポイント
23
ヒトの脳が、都市とすべての人工物を作った

「手下」が死ねば、「臓器の王様」である大脳も生きてはいけない。脳死状態になると、脳は死んでも心臓は生きている。脳は、本当はカラダの奴隷。大逆転！再度の「下克上」！

大脳が作り出した都市ポンペイと、火山灰がいまにとどめる古代の都市住民の姿からは、そんな叫びが聞こえてきそうでした。

大脳が死の恐怖を生んだ

セミやサケには、死の恐怖などありません。地上に出て、あるいはふるさとの川に帰って子孫を残せば、すぐ死にます。長生きしたいサケなどいません。長生きしようとしても「自然に」死にますから、仕方ありません。

大脳を持った動物、たとえば猫でさえも「自分が死ぬこと」を恐れているとは思いません。それどころか、「自分はいつか死ぬこと」すらわかってはいません。猫の大脳は、死を怖がるほど発達していないのです。

ところが人間は、大脳を進化させた結果、「近い将来自分が死ぬ」ことを知ってしまいました。しかし、大脳はそのことを認めたがりません。遺伝子の単なる乗り物であったカラダが、死（＝自然）を嫌う大脳という名の「臓器の王様」を生み出してしまい、ついには、当のカラダとしては、単なる「遺伝子のボディーガード」では、納得できなくなってしまったのです！

しかし、じたばたしてもどうにもなりません。なにせ、もともと寿命などなかった私たちの遠い祖先（原核生物、バクテリアなど）は、みずから「性」とひきかえに「個体の死」を選択したのです。私たちは、自分たちが発達させてきた巨大な大脳によって「死の苦悩」を引き受けることになったのです。

それどころか、私たちは、人類の歴史にも、宇宙そのものにも「終焉《しゅうえん》」があることを知ってしまいました。私たちは、「人類は死ぬべきものでない」と信じたボーヴォワールと違って、「遺伝子の永遠」（＝歴史の永遠性）すらフィクションであることを知るに至ったのです。

ポイント
24
大脳によって、個人にも宇宙にも終わりがあることを知った

遺伝子を裏切る大脳

そして、脳は、「王様」である以上、ボディーガード役におさまるどころか、自分を生み出した遺伝子に反逆を開始しました。脳が作り出した社会は、かならずしも遺伝子にとってプラスのものではありません。たとえば、女性が高学歴、高キャリアになるにしたがって、結婚年齢も出産年齢も上昇しています。このことは、遺伝子にとってはマイナス面もないとは言えません。

女性の生殖細胞（卵細胞）は、出生前の胎児のころにできています。そして、半生をかけて減数分裂（44頁参照）を行って、受精によって精子と合体します。減数分裂は、受精の直前に完了となります。減数分裂と受精を通して、DNAは、2セット→1セット→2セットとなります。

しかし、細胞分裂の途中の細胞は、放射線や化学物質などによってダメージを受けやすいのです。20歳の女性の卵細胞と比べて、40歳の女性の卵細胞はダメージを2倍多く受けており、それだけDNAが傷ついている確率が高いことになります。高齢出産では、先天的な異常の確率が高まりますが、これは減数分裂に非常に長い時間がかかることと関係しているのです。

これは、毎日精子を作り出し、女性の閉経《へいけい》にあたるものがないため、80歳になっても子供を作ることができる男性とは大きな違いです。

大脳の巨大化によって自然から徐々に離れ、知性の働きによって社会や制度を生み出してきた人類は、生物としての自然な生殖からずいぶん隔たってしまったのです。結婚や出産が高齢化することは、ある意味で遺伝子を裏切っているとも言えるかもしれません。


一方、人類の遺伝子はこれ以上進歩しない、つまり、人類（の遺伝子）にはもう進化は起こらないと思います。その必要がないからです。社会や福祉や道具が代わりに「進化」するからです。ヒト以外の生き物では、進化は、世代交代による遺伝子の変化とその評価・選別（＝自然淘汰《とうた》）によって起こりますが、大脳によって、「遺伝子によらない進化」が出現したわけです。

ついに、大脳は、「遺伝子による進化」という生命の歴史のあり方自体に反旗

ポイント
25
人間はもはや、遺伝子による進化を必要としなくなった

を翻《ひるがえ》すに至りました。

宗教の誕生と役割

進化の歴史の中で、死を選んだ私たち。しかし、私たちの大脳は、死を否定します。この引き裂かれた現実をどうするのか。宗教は、そうした苦悩を解消するために生まれました。

私は、思想家の吉本隆明氏と同じ、東京都中央区の月島生まれです。実家は、築地市場を主な取引先として、酸素などのガスを販売していました。そうした関係もあり、幼稚園は築地本願寺《ほんがんじ》の幼稚園でした。ここで浄土真宗に触れました。あまり記憶も定かではありませんが、あの世（浄土）がいかにすばらしいかを聞いたおぼえがあります。

そして、ここが実に日本的だと思うのですが、両親は6歳の私をカトリックの、いわゆるミッションスクールに入れたのです。6歳にして「改宗」させられたというわけです。お釈迦様もイエス様も困ったでしょうが、いま思えば、日本ならではの体験をさせてもらったと思っています。

それでも、浄土真宗の阿弥陀仏《あみだぶつ》には、一神教的な色彩もあり、子供心に「阿弥陀さまとマリアさまは似ている」と思ったものでした。

仏教の浄土（極楽）にせよ、キリスト教の天国にせよ、宗教は死後の世界の存在を示しています。もちろん、実在するかどうかはわかりません。その存在を信じる、信仰することが、宗教なのです。

最新の科学をもってしても、神にせよ死後の世界にせよ、その存在を証明することも否定することもできません。理由は簡単です。神も死後世界も、脳の中にあるからです。

「神はどこにいる？」と問うことは、「心はどこにある？」と質問することと同じです。$x^2-2x+1=(x-1)^2$ という数式の正しさの証拠など、どこを探してもないのと同じです。

ポイント
26
死後の世界を信じることが、宗教の本質

宗教の根強さ

しかし、世界では、神や宗教はいまだに強い力を持っています。イスラム原理主義による自爆テロのニュースを見るにつけ、「宗教は怖い」と日本人の多くは感じます。しかし、イスラム原理主義を批判するアメリカ合衆国も、「キリスト教原理主義」の国です。

ギャラップ調査（2007年5月）によると、アメリカ人で、「神を信じる」と答えた人が86％、「天国を信じる」と答えた人が81％という結果が出ています。

歴代の大統領も、就任式の際に、聖書を手に宣誓を行います。オバマ大統領が、リンカーン大統領が宣誓に使ったのと同じ聖書に手をおいて宣誓する姿は、「政教分離」を「国際標準」と勘違いしている日本人には、やはり異様に映ります。

日本では、宗教を持つ人は特殊な人と思われますが、外国では逆です。宗教がないことが、異様に思われるのです。

スイスの研究所に1年、留学したことがありました（湯川秀樹博士が、その存在を予言したパイ中間子によるがん治療を行っていました）。雇用主体は、スイス政府ですから、当時の私はそれほどあやしい外国人ではなかったはずです。

しかし、アパートを借りるための申し込みの書類に、宗教を記入する欄があり、なにげなく「ナシ」と書いたのです。すると、研究所の事務担当者が、血相を変えて飛んできて、ともかく何かを書かなければダメだと言うのです。

要するに、無宗教と対外的に宣言すれば、テロリストとまではいかないでしょうが、変人に思われるというわけです。しぶしぶ、〝Buddhist〟と書いたことを覚えています。

もちろん、研究所には無神論者はたくさんいました。しかし、彼らも公的書類には、〝Christian〟と書くのでしょう。

それほど「神」は脳の中に強固に「存在」しています。「生物個体は遺伝子が自らのコピーを残すために一時的に作り出した「乗り物」である」と、『利己的な遺伝子』の中で述べた、〝天才〟リチャード・ドーキンスですら、『神は妄想である』という本を書いたほどです。

ポイント
27
外国では宗教を持たないと「変人」

私たちが思っている以上に、「神は生きている」のかもしれません。

日本人に縁遠い一神教

私たち日本人にはピンと来ない一神教の神。世界を創造し、人間の運命や歴史までをすべて決定する、唯一の絶対者。この神が、宇宙と人間社会のすべてを規定します。

たとえば、ユダヤ教徒の男性は、いまでもほとんどが割礼《かつれい》（男性器の包皮を切り取ること）を受けています。割礼を行うメリットなどははっきりしませんが、ユダヤ教の聖典である旧約聖書に、割礼を行えという「戒律」が書かれているからです。

旧約聖書にある有名な「モーセの十戒《じっかい》」には、「安息日《あんそくにち》を守ること」があるため、イスラエル国内では、ハイファ市を除き、公共交通機関はすべて運休するうえ、国営航空会社もすべての航空便の運航を停止すると言います。

また、旧約聖書には、食事に関しても詳細な決まりごと（戒律）が書かれており、たとえばブタは食べられません。魚介類のうち、ヒレとウロコのあるもの以外はダメですから、エビ・カニ・貝類・タコ・イカやウナギも食べられない、とされています。

現代の私たちから見て、合理的な理由などありません。ただ、「神が下さった『旧約聖書』に書かれているから。神からの指示だから」というわけです。

たとえば、読者のみなさんは、「野良猫は殺してもよいが、人を殺してはいけない理由」を訊かれたら、どう答えるでしょうか？

法律で禁じているから？　人間だけに崇高《すうこう》な理性があるから？　反社会的行為だから？　いろいろな答えがあるように思います。

しかし、ユダヤ教徒はこう答えます。「モーセの十戒で禁じられているから」。彼らは、「人を殺してはいけない理由」や「人生の目的」で悩むことはありません。生活と人生のすべては、神が指示してくれているからです。

イスラム教でも割礼がありますし、ブタを食べてはいけません。また、ラマダン月（イスラム暦の9月）には、日の出から日没までのあいだ、飲食を絶ちます。

ポイント
28
一神教では、生活と人生のすべては神様が決める

マドを通して、アッラーから与えられた『コーラン』にそう書かれているからです。

女性はベールで顔を隠さなければなりません。理由は、「最後の預言者《よげんしゃ》」ムハン

世界の人口の半分以上が、一神教を信じている

カトリックの総本山、ローマ教会もつい最近（1996年）まで、進化論を認めてきませんでした。いまでもアメリカでは、学校で進化論を教えることに反対する人が少なくありません。

旧約聖書の「創世記」には、神がすべての生き物を作り、最後に「自分をかたどって」人間を作り、生き物を治めさせた、とあるからです。聖典の力は、いまも超大国アメリカを支配しているのです。

キリスト教では、生みの親であるユダヤ教ほど戒律にうるさくはありません。むしろ、形式的に戒律を守るだけの当時のユダヤ教を批判する形で、原始キリスト教は生まれたとされています（ですから、イエスはユダヤ教徒として死んだことになります）。

それでも、カトリックでは、イエスが十字架にかけられたとされる金曜日には肉食を避ける教えがあります。私がスイスに留学していたときも、金曜になると、

魚が大好きな娘のためにスーパーマーケットに行ったものです。カトリックを信じるイタリア系のスイス人のために、金曜日には店頭に魚が並ぶからです。

キリスト教もイスラム教も、ユダヤ教が起源です。ユダヤ教をもとにキリスト教が誕生し、さらに預言者・ムハンマドによってイスラム教ができました。

キリスト教では、新約聖書のほか、旧約聖書も聖書として認めていますし、イスラム教でも、コーランとともに、旧約聖書や新約聖書も、アッラーから下された「啓典」と位置づけています。世界にある一神教は、ユダヤ教、キリスト教、イスラム教の3つだけですが、この3つの宗教は兄弟のようなものです。そもそもこの3つの宗教では、同じ「神」を信じているのです。

また、イスラム教にとっては、イエス・キリストも預言者の1人なのです。そして、ムハンマドが最後の預言者として、旧約聖書と新約聖書に「書き残された」すべての神の教えを授かり、コーランに書きとめたというわけです。

ポイント
29 ユダヤ教、キリスト教、イスラム教はみな兄弟

この神の言葉を書き記した「聖典」の存在は、とても大きな重みを持ちます。こうした聖典は、人類の歴史の終焉《しゅうえん》まで残ります。そして、書かれている言葉が消えたり改竄《かいざん》されたりすることはありません。

2007年現在、およその数字になりますが、キリスト教徒は約20億人、イスラム教徒は約15億人くらいと言われます。この他、ヒンズー教徒9億人、仏教徒3億6000万人と続きます。ユダヤ教徒は2000万人程度です。

ヒンズー教はインドの土着宗教ですので、キリスト教、イスラム教、仏教の3つの宗教が世界の3大宗教と呼ばれます。キリスト教とイスラム教は一神教で、仏教は多神教と分類されます。世界の人口の半分以上が一神教を信じていることになります。

言語・都市・一神教は兄弟

一神教もまた人類の知性が生み出したもの、その意味で大脳の産物なのです。簡単に説明していきましょう。一神教は都市と並んできわめて「人工的」です。言葉を換えれば、「言語的」なのです。言葉の最大の特徴は「抽象化」でしょう。ものごとの具体的で個別の特徴を捨て去り、すべてに共通する性質を残すことです。

たとえば、太った大きな猫も、やせた子猫も、ドラえもんも、黒猫も、みんな「猫」という言葉で表現されてしまいます。しかし、猫は言葉がわかりませんから、たとえば「かわいい、子猫ちゃん」と呼びかけられても、この声はまるで「音楽」のように聞こえるに違いありません。

そして、声の響きや話し方などによって、まるで違った「音楽」になるはずです。つまり、1つとして同じ「かわいい、子猫ちゃん」は存在しません。しかし、言葉（とくに書き言葉）にすると、たった1つに「抽象化」されてしまいます。

さて、言葉の特徴である抽象化を進めていくと一神教に突き当たります。その事情を説明しましょう。この世には、いろいろな「もの」があります。猫や犬やリンゴや石や川などの個物《こぶつ》があります。実際には、1つとして同じ猫も犬もリンゴもありません。

ポイント
30
世界の人口の半分以上が一神教を信じている

しかし、言葉の抽象化の力を借りれば、すべての猫は「猫」という概念に一括《くく》りにできます。犬やリンゴも同様です。さらに「猫」と「犬」は哺乳類にまとめられますし、「リンゴ」も「柳」も「被子《ひし》植物」にまとめられます。

こうして、動物、植物、無機物など、どんどん「上位の」概念に世界はまとめられていきます。これを繰り返していくと、最後はピラミッドの「最上階」に行き着くはずです。これが「一神教の神」というわけです。一神教は、大脳と言語の産物なのです。

ピラミッドを一段階上がる度に、ものごとの個性が失われていきます。抽象化、つまり個性をなくすことが言語の働きですから、言語を生み出した大脳が、やがて「唯一神」を作り上げたのは、必然と言ってよいかと思います。言語・都市・一神教は、兄弟のようなものでしょう。

言葉が神を生み出したことは、聖書そのものも認めています。新約聖書の「ヨハネによる福音書」には「太初《はじめ》に言《ことば》あり、言は神と偕《とも》にあり、言は神なりき」とあります。

さて、一神教が、イェリコなどの古代都市と同様に、砂漠と荒野のパレスチナで生まれたのは、けして偶然ではありません。四季や自然の豊かさに欠ける「変

ポイント 31

一神教も大脳の産物

わらない」世界、多様性に乏《とぼ》しい世界は、抽象化が容易な世界、大脳の独擅場《どくせんじょう》なのです。

ユダヤ教の神は、荒々しい「砂漠の神」です。旧約聖書の「出エジプト記」（モーセが、虐《しいた》げられていたユダヤ人を率《ひき》いてエジプトから脱出する物語）でも、神は次のように言います。私たちには、想像もできない激しさです。「我ヱホバ汝の神は嫉《ねた》む神なれば、我を悪《にく》む者にむかいては、父の罪を子にむくいて三、四代におよぼし……」。

キリスト教の神も、イスラム教の神も、ユダヤ人の「旧約聖書の神」と同じ「嫉《ねた》み、怒る」厳しい神様です。現代にいたる「神の名における」戦争・テロ・報復の原点がそこにあるのかもしれません。

日本はシルクロードの終着駅

一方、私たち日本人は全く違った風土に生きてきました。簡単に言えば、一神教が大脳の産物であって、人工的・言語的・論理的・厳格であるのに対して、日本人は自然の中に神を見出します。そして、聖書に匹敵するような、言葉で記された教義・教典などありませんから、感覚的で曖昧になることは避けられません。緑あふれる豊かな自然にめぐまれた日本。天然の要害《ようがい》である海に囲まれ、異民族の侵略もない平和な国土。水にも海の幸・山の幸にもめぐまれ、砂漠の民の水をめぐる争いなど想像もできません。

言葉による世界の抽象化の「ピラミッドの頂点」に君臨《くんりん》する絶対神や、聖書やコーランなど、神からいただいた聖典に「頼らなくても、なんとかやっていける国」と言えるかもしれません。

日本は、シルクロードの終着駅でしたが、世界の文化の受け渡しの終着駅でもありました。私たちは、世界中からさまざまなものを取り入れて、日本風にアレンジしてきたのです。

終着駅ですから、別の国に伝える必要もありません。「原典」を押しいただき、原義を損ねないように慎重に手渡しする相手がいないのですから、受け取った文化はどんどん日本風にアレンジされてきたのです。

この点、トヨタやソニーは輸出する（次に伝える）必要がありますから、世界とつながっています。必然的に、製品は「国際標準」に合致しなくてはならないのです。ちなみにドコモの携帯電話のｉモードなどはほとんど日本国内でしか使えず、その結果、輸出されませんから、とても「日本風」で、ときに「ガラパゴス化」している——孤島ガラパゴス島の生物が独自の進化を遂げたように、技術やサービスが日本市場で独自の進化を遂げて世界標準からかけ離れてしまう現象——と言われるわけです。

ごった煮が日本文化の基底にある

さまざまな文化を取り入れて、「ごった煮」を作ってきたわが国ですが、宗教

ポイント
32

日本は一神教なしでなんとかやっていける国

についても、同じことをしてきました。

神道の結婚式は、明治のころ、キリスト教をまねて変形させたものです。お盆やお彼岸《ひがん》やお墓参りは仏教、七五三は神道の行事と誤解されていますが、中国の儒教や道教の風習に由来します。弁天様も大黒様も、もともとはヒンズーの神様です。布袋《ほてい》さんに至っては、唐の末期に実在したと言われる仏教僧です。

よその国の神様を「ぱくる」どころかミックスしてしまう「ごった煮」は、いっそう大々的に行われたこともあります。神仏習合《しんぶつしゅうごう》が、その最たるものでしょう。日本古来の神と外来宗教である仏教とを結びつけた「ごった煮」信仰です。すでに奈良時代からお寺に神様がまつられたり、神社に「神宮寺」が建てられたりしました。さらに、平安時代ごろからは、本地垂迹説《ほんちすいじゃくせつ》が流行しました。

これは、日本の八百万《やおよろず》の神々は、実はさまざまな仏が化身《けしん》として日本の地に現れた権現《ごんげん》であるとする考え方です。たとえば、天照大神《あまてらすおおみかみ》は大日如来《だいにちにょらい》の、大国主命《おおくにぬしのみこと》は大黒天《だいこくてん》の、東照大権現《だいごんげん》（徳川家康）は薬師如来《にょらい》が、「権現《ごんげん》」したものと考えられたのです。

神仏習合は、明治はじめの「廃仏毀釈《はいぶつきしゃく》」運動まで続きました。江戸幕府は、檀《だん》家《か》制度を作って仏教を利用しましたが、明治政府は、「神仏分離令」を発しました。国家神道の確立や天皇の神格化などを目的としたものです。これが、「神仏」から「仏」だけを捨て去る「廃仏毀釈」につながりました。現在は国宝に指定されている興福寺の五重塔が、2円（2006年現在の価値で約5万円）とも言われる「破格の安価」で売りに出され、薪《たきぎ》にされようとしていた、と言われます。

戒律を失った日本仏教

これまで見てきたように、ユダヤ教やイスラム教では、戒律が人々の生活のすべてを決定します。キリスト教はやや自由ですが、「性」には厳格です。実際、カトリックの神父は妻帯《さいたい》することはできません。

旧約聖書の「モーセの十戒《じっかい》」には「姦淫《かんいん》するなかれ」とありますが、新約聖書の「マタイによる福音書」で、イエスも、次のような教え（山上の垂訓《すいくん》）を与えています。「すべて色情を懐《いだ》きて女を見るものは、すでに心のうち姦淫《かんいん》したるなり」。

ポイント
33

日本の宗教は、世界の神様の「ごった煮」

一方、仏教も戒律を大切にします。日本以外の国では、一部に例外はあるものの、カトリックと同じように僧侶は妻帯できません。

ベトナムから日本に留学して、東大を卒業した起業家の患者さんがいます。日本に来て彼が一番驚いたのは、東大のクラスメートに「お寺の息子」がいたことだそうです。ベトナムも日本と同様に大乗仏教の国です。一般の国民の信仰心は日本と同じで「いい加減」のようですが、僧侶は妻帯しませんから、「お坊さんの子供」はあり得ないのです。そして、僧侶は一般市民から尊敬を受けているそうです（日本ではこの点が違うように感じます）。

日本に仏教の戒律を持ち込んだのは、唐招提寺《とうしょうだいじ》を建てた鑑真《がんじん》です。これは「具足戒《ぐそくかい》」といって、非常にきびしいものでした。鑑真は、唐から持ち込んだこの戒律を、東大寺戒壇院《かいだんいん》などで授《さず》けました（授戒《じゅかい》）。

延暦寺《えんりゃくじ》を拠点に天台宗を確立した最澄《さいちょう》は、「大乗戒」を採用しました。こちらは、戒律としてはやや寛大な面がありました。とくに「具足戒」の「不淫戒」（姦淫《かんいん》は不可）から、「大乗戒」では「不邪淫戒」（邪《よこしま》な姦淫は不可）と「姦淫の規制緩和」がなされたわけです。このことが原因かどうかはわかりませんが、延暦寺《えんりゃくじ》を焼き討ちした織田信長の一代記である『信長公記《しんちょうこうき》』も、当時の延暦寺の僧侶たちを「出家の作法にもかかわらず、淫乱《いんらん》、魚鳥を食し」と評しています。

徳川幕府は寺請《てらうけ》制度を作って、各家を強制的に寺の檀家《だんか》にして、戸籍なども寺に管理させせました。寺は、布教活動をする必要もなくなり経済的な安定を得ましたが、反面宗教活動は停滞していきました。

それでも、江戸時代でも（少なくとも表向きには）仏僧の「肉食妻帯《にくしょくさいたい》」は厳しく禁じられていました。

例外はあります。浄土真宗です。宗祖の親鸞聖人《しんらんしょうにん》が妻帯をしていましたので、伝統的に妻帯（肉食・妻帯・有髪）が認められていました。親鸞の肉食妻帯は、「悪人・凡夫《ぼんぷ》を問わず、すべての人がありのままの姿で救われるべき」という思いがあったろうと思います。

そして、明治5年（1872年）4月25日公布の太政官《だじょうかん》布告第133号「僧侶肉食妻帯蓄髪並《ちくはつならび》ニ法用ノ外《ほか》ハ一般ノ服着用随意《ずいい》タラシム」によって、浄土真宗

ポイント
34
日本仏教では戒律の「規制緩和」が進んだ

以外の宗派の僧侶も、妻帯を国から許されました。

しかし、これは、政治による宗教への介入です。仏教界には一部に抵抗もあったようですが、今日では、僧侶の肉食妻帯が普通になってしまいました。

ことの是非を問いたいわけではありません。戒律が複数ある、お経（経典）もたくさんある、政治が戒律を変えるなど、およそ一神教の世界では考えられないことなのです。

お経にしてからが、釈迦《しやか》の言葉を伝えたものではありません。そもそも釈迦は「宗教」を作ったと思っていませんでした。自分の人生哲学を弟子に伝えただけですから、聖書やコーランといった啓典がないのです。

言い換えると、仏教には変わらぬ言葉がないのです。このため、「戒律が変わる」などという一神教では考えられない事態が起こってしまいます。これは、仏教と一神教との優劣の問題ではありません。仏教は、もともとは一神教のような宗教とは言えず、世界の真の成り立ちを認識する教えですから、いわば「自然派」です。しかし、大脳は「自然からの自立・離反」を推進する臓器であり、その意味で「反自然」ですから、仏教を支えに死を受け入れさせることは容易ではありません。そもそも、釈迦は死後の世界を語りませんでした。

「鰯の頭も信心から」の日本

曖昧模糊《あいまいもこ》、融通無碍《ゆうづうむげ》に見える日本人の宗教観ですが、仏教は別にして、キリスト教やイスラム教を日本人はほとんど受け入れませんでした。これは、同じアジアでも、フィリピン、インドネシアなどとは全く違います。

四季や豊かな自然の中で暮らしてきた日本人には、一神教の絶対神を認めることも、それを必要とすることもなかったのでしょう。

しかし、この結果、日本人の宗教心はきわめて感覚的で、曖昧なものにとどまっています。これは、優劣とか善し悪しではなく、絶対神の教えにしたがって、死を受け入れられる風土があるかないかに関係があるのです。

日本に輸入され根づいたかに見える仏教ですが、いわゆる「極楽」「浄土」などを、そもそもお釈迦様は語っていません。これらは、ずっと後世になって作られた考

ポイント
35 仏教（釈迦）は死後の世界を語らない

えです。ですから、仏教はもともと宗教というより哲学といった方が妥当です。

この点、キリスト教でも、イスラム教でも、一神教では「死後の世界」「永遠の命」の存在を主張します（ユダヤ教ではあまり語られませんが）。

一神教は、不死である生殖細胞を「嫉《ねた》む」大脳――大脳は体細胞なので寿命があります――が、自分を納得させるために作り出した側面があるのです。当然の帰結です。

「天国では、72人の処女が男性を待っている。また決して悪酔いすることのない酒や果物、肉などを好きなだけ楽しめる」。イスラム教のコーランでは、死後の永遠の世界（天国）は、こんな風に描かれています（キリスト教の聖書では、天国はほとんど描かれていません）。

このような天国での物質的快楽の描写が、ジハード（聖戦）を推し進める原動力となっているという指摘もあります。過激派組織が自爆テロの人員を募集する際に、このような天国の描写を用いていることも少なくないとされています（これらの描写は比喩《ひゆ》的なものと解釈する学者もおり、処女とは間違いで、実際は「白きもの」であるという説もあります）。

しかし、聖書も聖典の一部ではありますが、コーランが最も重要で正しいと主張するのが、イスラム教の特徴です。コーランが記す天国での「永遠の命」。このことを信じないイスラム教徒はいません。むしろ、そう信じる人間をイスラム教徒と呼ぶのです。

ニーチェの「神は死んだ」を待つまでもなく、科学の進歩と近代社会は、宗教の息の根を止めるかのように見えました。しかし、オバマ大統領が、聖書に手を置いて就任の宣誓を行ったことでわかるように、宗教はいまだ大きな力を持っています。イスラム原理主義や自爆テロなどは、言うまでもありません。世界の過半数を占める一神教徒にとって、「不死の構図」、つまり「絶対神による永遠の命」はいまだに生きているのです。

一方、日本には「鰯《いわし》の頭も信心《しんじん》から」ということわざがあります。信じる気持ちがあれば、鰯の頭ですら信仰の対象になる。信仰の対象は、その人の「信仰心のあり方次第」ですから、石でも木でも、しめ縄を張って「神」にしてしまいま

ポイント
36
一神教は、天国での「永遠の命」を主張する

す。しかし、鰯の頭や石や木のために、死を選ぶことはできません。聖書やコーランなどの啓典がないからです。絶対神が「死後の永遠」を約束する「言葉」がないからです。

「自然が豊かすぎて」一神教を受け入れられなかった日本人。そして、仏陀自身の言葉ではないにせよ、長い間、日本人の心を支えてきた「仏教の教え」を「殺した」明治と近代。私たちの多くは、仏教が教える「極楽、あの世、浄土」を信じることができなくなっているのではないでしょうか。

日本にも「聖戦」（ジハード）に殉《じゅん》じた人はいました。浄土を信じ、「ナムアミダブツ」と唱えながら、織田信長らの権力者を相手に戦い、自ら死を選んだ一向《いっこう》宗《しゅう》（浄土真宗本願寺派）の門徒がそうです。「進めば往生極楽　退けば地獄」が合い言葉だったと言います。たしかに、阿弥陀仏《あみだぶつ》だけにすがる絶対他力の「南無阿弥陀仏」は、一神教を思わせます。

阿弥陀経が語る極楽浄土も、金銀宝石に彩《いろど》られた「現世的な極楽」で、コーランが描く「天国」とかなり似ています。この極楽に往生したいと中世の人々は願ったわけです。

「この世をばわが世とぞ思ふ望月《もちづき》の欠けたることもなしと思へば」と詠った、ときの大権力者、藤原道長も毎日ひたすら「ナムアミダブツ」の念仏を唱えたそうです。『御堂関白記《みどうかんぱくき》』によると、その回数は、毎日10万回を超えていきます。

しかし、「浄土」の存在が「自明」であったのは、せいぜい平安から鎌倉時代まで。もはや、私たちの多くは「死後の世界」を信じることができません。現代日本人は、大脳が作り上げた「一神教と死後世界」という、「死を受け入れるためのカード」を持っていないのです。

私たち日本人は、「生殖細胞の悲しきボディーガード」の一部であることを認めざるを得ない。その結果、日本は、世界でも類を見ない「死に支え」のない国になってしまいました。

私たちは心安らかに死ぬことができない国民です。国際的にも世界史的にも、日本人は「死の不安」の「フロントランナー」になってしまったのです。

ポイント
37

日本人は「死の不安」のフロントランナー

5　死のプロセス

多細胞生物の死

死のプロセス、その予習のために

アメーバのような単細胞生物の場合は、あたりまえですが、生物の死＝細胞の死です。しかし、私たちを含む多細胞生物では、いくつか細胞が死んでも、生物としての死とは言えません。あるいは、仲間の細胞のために、「殉死《じゅんし》」する細胞までいます。

どれだけの細胞が死んだら、個体としての死と言えるかは、本来的な基準などありません。もちろん、すべての細胞が死ねば、個体も死んだと言うしかありません。しかし、脳死では心臓は生きています。多細胞生物の死の基準は時代や社会とともに変わるのです。

この章では、多細胞生物の死のプロセスを考えていきます。また、現代の死の代表と言える「がんによる死」のプロセスを知ることで、「死の予習」もしていただこうと思います。

さらに、死体、葬儀、墓までを視野に入れて、「死後の予習」も行います。

多細胞生物にとっての死

約46億年前に地球ができ、約38億年前に最初の生命が海の中で生まれました。原核生物と言われるバクテリア（細菌）の仲間です。そして、約18〜20億年という年月を経て、我々人類につながる真核生物が誕生したのです。バクテリアには寿命がありませんから、生き物は、38億年という進化の歴史の半分をかけて、「死」

ポイント 38
私たちのカラダの中で毎日たくさんの細胞が死んでいる

を作り出しました。

真核生物が出現してから、およそ10億年で、多細胞生物が登場します。単細胞生物が、多細胞生物になった理由ですが、当初は、細胞同士が寄り集まること自体に意味があったと思われます。内側にいる細胞はより安全で、外界の影響を受けにくいというわけです。

そして、このことが、生きていくための仕事の分業につながっていきました。外界との境界を作るための細胞たち、食べ物をとることに専念する細胞たち、子孫を残すことに専念する細胞たちと、分業が進んでいったのです。

さて、多細胞生物にとって、死は2つの意味を持つようになります。「個々の細胞それ自体の死」と「多数の細胞が作る個体の死」です。

私たちが「死ねば」、私たちのカラダのすべての細胞は「死にます」。しかし、私たちのカラダの個々の細胞の死は、毎日たくさん起こっています。「個体の死」は「細胞の死」を意味しますが、「細胞の死」は必ずしも「個体の死」を意味しない、というわけです。

私たちのカラダは、約60兆個の細胞からできており、毎日たくさんの細胞が死んでいます。髪の毛が1本抜けるのも1つの細胞の死ですし、皮膚の細胞が死ねば垢《あか》になります。

毎日60兆の細胞の1％（つまり6000億個も！）が死ぬとも言われています。

しかし、もちろん、それでも「私たち」が死ぬわけではありません。不謹慎かもしれませんが、戦争にたとえれば、軍隊の1％の兵隊が戦死しても、軍隊が敗けるわけではないのと同じです。

細胞が死ぬと、まわりの細胞が細胞分裂を起こして、その死を補います。その結果、プラスマイナス・ゼロの状態が保たれ、私たちのカラダが維持されるのです。

細胞分裂によってがんができる

そして、細胞が死ぬことが、実は、がんができる理由なのです。細胞の死を細胞分裂で補う際の「コピーミス」が、がん細胞ができる原因だからです。この点は、第7章でやや詳しく考えてみます。

ポイント
39

がんは細胞のコピーミスによってできる

なお、心臓のように細胞分裂が起こらない臓器では、がんは発生しません。心臓に栄養を送る血管――これを冠動脈《かんどうみゃく》と言います。心臓は臓器に血液を送り出すポンプですが、自分も臓器なので、自分自身にも血液を送り出しています――、この血管がつまってしまって、心筋《しんきん》細胞が死んでしまう（心筋梗塞《こうそく》）と、細胞分裂による再生がききませんから、命にかかわるのです。

その点、たとえば、肝臓の血管がつまっても、命にかかわることはまずありません。肝臓の細胞は分裂するので、ある程度の細胞が死んでも、細胞分裂によって補うことができるからです。

生体肝移植では、移植を受ける方（レシピエント）の肝臓をすべて取り除き、ドナーの肝臓の一部を切り取って移植します。手術後は、ドナーの肝臓もレシピエントの肝臓も、もとの大きさより小さくなりますが、数ヵ月でもとの大きさに戻ります。足りない分を細胞分裂によって補うことができるからです。

ちなみに、心筋細胞と同じように、神経細胞も基本的には分裂しません。しかし、「心臓がん」はないのに、脳腫瘍《しゅよう》はあります。がんに相当する「悪性脳腫瘍」も普通に見られます。これはなぜでしょうか？

心筋細胞とならんで、脳の神経細胞は非常に特殊な働きをする細胞です。心筋細胞はつねに「自動的な」収縮を繰り返しています。他方、神経細胞は、電気信号を伝達することで情報交換をしています。こうした非常に特殊な役割を持った細胞は、細胞分裂による自己再生ができない仕組みになったのでしょう。
　また、神経細胞は特殊に分化しすぎた結果、「１人では生きていけない」のです。まるでメイドなしでは何もできない「貴婦人」のような細胞です。実際、脳の中には、神経細胞の50倍も神経膠《しんけいこう》細胞（グリア細胞）と呼ばれる「メイド細胞」があって、神経細胞の位置を固定したり、栄養を与えたりしています。そして、この神経膠細胞は細胞分裂するので、ＤＮＡのコピーミスによって「不死細胞」（がん細胞）が生まれることがあるのです。この神経膠細胞からできた悪性腫瘍（がん）が脳腫瘍というわけです。

ポイント
40

不要な細胞が死ぬことで個体ができあがる（アポトーシス）

アポトーシス

さて、多細胞生物では、個体という全体を作り上げるために、個々の細胞が犠牲になることがあります。たった1つの受精卵から、60兆個の細胞が織りなす個体が完成するまでには、決まった時期に・決まった場所で・決まった数だけの細胞が死ぬことが必要なのです。大理石の一部を削っていって彫刻を作り上げるようなものです。

前の章でもお話ししたことですが、個体発生は系統発生を繰り返す。基本的に、私たちのカラダの組織は、以前作り出したパーツを「使い回した」ものです。たとえば、私たちの手足は魚のヒレを、肺や浮き袋は腸を「転用」したものです。耳や鼻はエラの使い回しです。

私たちは尻尾や水かきを使っていませんし、あったら邪魔です。これらの、私たちにとって「不要なパーツ」は、計画的に消去されるのです。

たとえば、オタマジャクシがカエルになる際に尻尾がなくなるのも、ヒトの胎児の手の水かきがなくなって指ができるのも、尻尾や水かきの細胞が死んでくれるからです。

こうした「プログラムされた」細胞の死を「アポトーシス」と呼びます。これは、個体のための細胞の「自殺」です。全体に捧《ささ》げる「殉死《じゅんし》」です。

アポトーシスを活用する治療

ちなみに、がん治療においても、このアポトーシスを活用しています。白血病、リンパ腫《しゅ》、小児がんなど、抗がん剤や放射線治療が効きやすいがんでは、がん細胞の死はアポトーシスによるものがほとんどです。また、白血球の減少や下痢《げり》など、がん治療の副作用も、骨髄《こつずい》や小腸の正常細胞がアポトーシスで死ぬことによって起こります。

骨髄や小腸などでは、細胞はつぎつぎに死んでは新たな細胞に置き換わる。細胞分裂を通して細胞を生み出す親玉の細胞を「幹《かん》細胞」と呼びますが、この幹細胞（あるいはその類縁の細胞）は、放射線や抗がん剤を受けると、高い確率でア

ポイント
41 がん治療にもアポトーシスを利用する

ポトーシスを起こします。なぜでしょうか？

放射線や抗がん剤などの薬は、細胞の遺伝子（DNA）にダメージを与えます。細胞としても死にたくはありませんから、DNAの「キズ」を治そうとする。しかし、幹細胞の場合、もしDNAのキズの修理が不完全だと、今後自分が生み出すすべての細胞が、不完全な（キズを負ったままの）ものになる。修理することが、かえってリスクを抱えることになってしまうのです。

放射線や抗がん剤を受けると、幹細胞がアポトーシスを起こし「自爆」するという仕組みです。困った子孫を残すくらいなら、いっそ自分から死んで、後腐《あとくさ》れをなくそうという潔《いさぎよ》い（？）行動、とでも言いましょうか。

治療の副作用もこの仕組みによって生じます。放射線治療や抗がん剤治療では、骨髄や小腸の幹細胞がアポトーシスを起こす結果、白血球が減少したり、腸の粘膜がただれたりして、感染や下痢を起こしやすくなるのです。

徐々に死ぬカラダ

毎日、多数の細胞が死んでいっても、それで「私たち」が死ぬわけではありません。逆に、私たちの個体が「死んだ」からといって、その瞬間に、カラダを構成するすべての細胞が死ぬわけでもありません。

毎日1％の細胞が死んでいる「日常」から、全身すべての細胞が死にたえる瞬間まで、段階があります。「死」は、そのどこかの段階に位置するので、個体が死ぬ瞬間を厳密に決めることはむずかしいのです。

脳は体重の2％の重さしかありませんが、酸素を20％も消費します。このため、心臓の拍動《はくどう》が止まると酸素不足になり、神経細胞がすぐ死に始めます。心臓、肝臓、肺、小腸といった臓器の細胞も心臓が止まると、すぐに死にます。これらの臓器が、心臓の停止後には移植できない理由です。心臓がまだ動いている「脳死」の提供者（ドナー）から移植するしかないのです。

これに対し、腎臓は酸素不足にやや強く、心臓停止後1時間以内であれば移植できます。角膜はもっと長く生存でき、心臓停止後約10時間まで移植が可能です。個々の臓器や細胞が死ぬ時間は、まちまちなのです。

ポイント
42

個々の臓器や細胞が死ぬ時間はまちまち

一方、法律上の死はただ1つの時刻です。従来の法律では、死を決める3つのポイントは、心臓の停止・呼吸の停止・瞳孔《どうこう》の散大でした。心臓・肺・脳という生命維持に不可欠な3つの臓器の機能が停止すれば、死は後戻りできないものだからです。

しかし、最近は、脳の機能停止をもって人間の死とする「脳死」の考え方が、急速に拡がりつつあります。なにしろ、脳は「臓器の王様」です。王様が死ねば「勝負あり」というわけです。

仮に心臓が止まっても、個々の臓器や細胞が死ぬ時間はまちまちで、個体としての死の時刻を決めるのは、ほんとうはとてもむずかしいのです。

人工的な死、「脳死」

「脳死」は、脳のほぼすべての機能が失われ、自分では呼吸ができない状態ですが、人工呼吸器をつけることによって酸素を取り入れることができ、心臓も動き続けます。心臓の筋肉は「自動性」があり、脳からの指令がなくても、酸素さえあれば、「勝手に」動き続けるからです。

呼吸は多くの場合無意識に、ときに意識的に行われますが（深呼吸など）、心臓の拍動《はくどう》と違って、脳の指令によるものです。ですから、脳の呼吸中枢——呼吸の指令を出す脳の場所で、延髄《えんずい》にある——も死んでいる「脳死」では、人工呼吸器の存在が不可欠です。つまり、1970年代になって人工呼吸器が普及するまで、脳死は存在しませんでした。脳死は「最近になって生まれた死」なのです。

全身の臓器の働きが悪化すれば、臓器の王様である脳の機能も低下します。その結果、呼吸中枢が止まれば呼吸も止まるので、心臓も酸素不足となって拍動をやめます。やがてすべての臓器の働きが停止します。これが従来の「心臓死」の姿です。

この死の過程を人工呼吸器が変えました。心臓は肺と違って、脳死状態でも、自動的に拍動します。人工呼吸器によって、呼吸を人工的に保てば、従来の「心臓死」には至らない状態を維持できるのです。

ポイント
43 人工呼吸器によって、脳死が生まれた

人工呼吸器による死の無機質化

人工呼吸器は、がん患者さんの「死のあり方」にも影響を与えました。四半世紀前、私が医師になったころは、末期がんであっても、患者さんの容態が悪くなると、人工呼吸器がつけられることが少なくありませんでした。口やのど元に開けた穴からチューブを気管の中に深く入れ、濃縮した酸素を機械で送り込みます。意識があれば当然苦しいですから、鎮静剤《ちんせいざい》で昏睡《こんすい》状態にします。

数日の延命は得られますが、話すことはおろか意識もなくなります。がんはおだやかに進む病気ですから、痛みさえとれば残された時間を家族や友人と豊かに過ごすことができるはずなのに、そのチャンスが失われてしまいます。

人工呼吸器をつけてもがんは進行していきますので、やがてすべての臓器の働きが低下していきます。まさに「時間かせぎ」です。そして、心臓の動きも弱まると、手で心臓を動かす「心臓マッサージ」が行われることもありました。家族は病室の外で待つように指示されます。そして、心電図の波形《はけい》が完全に平らになると病室に呼ばれて、死亡宣告を受けたのです。これでは、心の通う「さよなら」の時間はありません。

末期がんの場合、いまではこうした「蘇生《そせい》措置」は行わない傾向にあります。ただ、がんに限らず、病院での死には無機的な面がどうしても存在します。私ががんで死ぬときは、「蘇生措置不要」とはっきり書いておくつもりです。

原爆、ピンピンコロリ、そして、がん

私たちの死の定義は、実は曖昧なものですが、死に至る原因と、死ぬまでのスピードも、実に多彩です。

歴史の中で、最も突然の、最も予期しない大量の死が、ほぼ同じ時刻に起こった例は、原爆投下によるものでしょう。逆に、死を予見しながら「ゆっくりと死ぬ」病気の代表はがんです。

原爆被爆当時、広島には約35万人の市民と軍人が住んでいました。終戦の1945年末までに、そのうち約14万人が死亡したと推計されています。

ポイント
44
人工呼吸器をつけてもがんは進行していく

爆心地から1.2㎞の地域では、その日のうちにほぼ半数が亡くなり、より爆心地に近い地域では8割以上が死亡しました。被爆直後の爆風や熱線で即死した方は計7万人にものぼると言われているのです。

原爆が投下された日は、空襲警報も出ませんでした。一瞬で命を奪われた7万もの方々は、巨大な閃光《せんこう》を疑問の目で見上げた次の瞬間、ほとんど同時に死亡したことになります。このように、たった一瞬に何万もの人間が同時に死んだ例は過去にはありません。

ちなみに、世界一のがん大国でありながら、日本人はがんのことを知りません。同じように、世界唯一の被爆国でありながら、国民は原爆や放射線についても知りません。

原爆の特徴は2つあります。1つは、けた違いに強力な爆発力です。原子核から一瞬に放出される莫大《ばくだい》なエネルギーによって、大気の温度が上昇して火災や火傷《やけど》をもたらします。空気は異常な高圧となって強い爆風を起こし、家屋を破壊します。

もう1つ、核分裂で発生する大量の放射線や、分裂によってできた放射性物質（死の灰）が人体に影響を与えます。

広島市では約14万人以上が、長崎市でも7万人以上が、原爆で死亡したと推定されます。死亡の原因は、まず、原爆の爆風と高温がもたらした被爆直後の建物の倒壊や火災、火傷によるものです。爆心地周辺の地面の温度は３０００〜４０００度も上昇したのです。

さらに、大量の放射線によって多くの人が亡くなりました。広島、長崎の被爆者のように、全身に３〜５グレイ以上の放射線を浴びると、生きていけません。これは、日本人が１年間に自然界から受ける放射線量の２０００倍近くにのぼります。

しかし、このように放射線を大量に被爆しても、温度の上昇は１０００分の１度にすぎません。原爆の火傷と放射線は関係がないのです。がんの重要な治療法である放射線治療に対し、「放射線＝原爆の火傷」のイメージを持つ人が多いようですが、それは全くの誤解なのです。

ポイント
45

世界唯一の被爆国なのに、日本人は原爆について知らない

もちろん、原爆による放射線の影響は大きなものでした。爆心地近くの被爆者には、数時間で嘔吐《おうと》が見られ、数日後には、下痢や脱毛が起きました。爆心地近くで、全身に浴びる放射線の量が3グレイ程度になると、2ヵ月以内に半数の被爆者が死亡しています。

こうした影響は、ある程度の量の放射線を受けないと発生しないという特徴があります。ひどい脱毛も、1グレイ以下の放射線ではほとんど起こっていません。しかし、被曝放射線量がわずかで、一見なんの影響も受けなかったようだった生存者の人たちに、その後、白血病やがんが増えていきました。

白血病は被爆後2年ごろから増え始め、6～8年後にピークを迎えました。1グレイの被曝によって、白血病を発症する危険性は5.6倍になると推計されます。また、白血病以外のがんは、被爆後10年ごろから増え始めました。1グレイの被曝では、白血病以外のがんのリスクが約1.5倍になると考えられています。被爆者の場合、白血病による死亡の約半数と、それ以外のがん発症の10％が、放射線被曝によるものと考えられます。原爆に原因があると思われるがんの発症（原爆による過剰発がんリスク）は、全体で2000人程度と推定されています。

被爆者にがんが多いのは、全身の細胞が放射線に被曝し、生き残った細胞でもそのDNAに傷が残ってしまうことが原因です。ごく普通に生活しているだけでもDNAは傷つきますが、放射線被曝では短時間で多くの傷がつきます。遺伝子の老化が急速に進むようなもの、と言えるでしょう。

原爆でがんが増えたのは事実ですが、およそ2000人の上乗せ（日本人の2人に1人ががんになります）ですから、一般に考えられているよりは、原爆による発がんは少ないのです。ただし、被爆者のがんも通常のがんと同じですから、個々のがんについて、発がんの原因が被爆によると証明することはできません。原爆症認定のむずかしさの一端がここにあります。もちろん、国のために犠牲となった方々は正当に救済されるべきです。

原爆の犠牲となり、「その場で」死んでいった何万人もの日本人。彼らは、「死ぬつもりがない」まま、「何も念じることもなく」、亡くなりました。こんなことが許されてよいはずがありません。

ポイント
46
被曝放射線量がわずかでも白血病とがんのリスクは高まる

その「無念」を思うとき、私たち一人ひとりの死を大切にしなければ申し訳ない、そんな思いを新たにします。

そもそも無理な「余命告知」

原爆による大量死とは次元が違いますが、突然の心臓発作など、思いもよらない突然の死がある一方、がん死では、死までの時間がかなり残されます。がんが治らないとわかってからでも、多くの場合は年単位の時間が残されているのです。しかし、最近では医師が、「余命は半年です」などと「余命告知」することがめずらしくなくなりました。

私は、軽々しく余命を告知することに反対です。そもそも、余命を予測することと自体が、専門医にも非常にむずかしいことなのです。

治る見込みの少ない患者さんに対して、症状をとる目的などで放射線治療を行うことは少なくありません。アメリカのデータですが、こうした治療を行った739名の患者さんの「余命」を6人の放射線治療医に予想してもらい、実際の余命と比較した研究論文があります。その結果、医師の予想する余命は、あまりあてにならないことがわかりました。

実際の余命と医師の予想の差は、全体の平均で約3ヵ月のマイナスでした。つまり、医師の予想は楽観的すぎたことになります。しかし、実際の余命が13ヵ月以上の場合では、医師は、平均で1ヵ月半ほど短く予想していました。1年を超えた余命がある場合には、医師の予想は悲観的すぎるというわけです。

「余命1年」というのは、患者さんの余命を、短い方から長い方に順に並べて、まん中（中央値、つまり、7人でしたら4番目）の数字が1年だという意味です。この研究論文が対象とした739名の患者さんの実際の余命の中央値は、約4ヵ月でしたが、最大値は3年9ヵ月でした。あたりまえですが、余命には幅があるのです。

また、私自身の経験でも、たとえば、食道がんの化学放射線治療（放射線治療と抗がん剤を同時に使う方法で、手術と遜色《そんしょく》ない治療結果が得られます）のあとに再発した37人の患者さんの場合でも、再発後の余命の中央値は、約9ヵ月でし

ポイント
47

医師の余命告知は、当たらないことも多い

たが、最小値は1ヵ月、最大値は約3年と大きなばらつきがありました。

余命は過去のデータに基づきますが、一人ひとりの余命がデータどおりであるはずがありません。医師は「神」でも「占い師」でもありませんから、隣の人の寿命を言い当てることなどおよそ不可能です。がんの余命告知には、そもそも無理な面があるのです。

がんで死にたい

がんは、仮に治らなくても、人生の仕上げをするだけの時間を与えてくれます。米国では、「心臓病で一瞬のうちに死ぬのはゴメンだ。がんで死にたい」という人が多いと聞きます。

日本では「ピンピンコロリ（ピンピン元気で、コロッと死ぬ）」が人気です。これは、「がんは長く苦しむ」「長い期間苦しんで死にたくない」「苦しまずに死にたい」というイメージがあるからでしょう。

日本はがんの痛みをとらない国ですから、「末期がんは苦しむ」は、残念ながら、多くの方であてはまります。

そして、「長く苦しむ」も間違いではありません。実際、医師の告げる余命以上に長生きするがん患者さんは少なくありません。みなさんのまわりにも、余命半年と言われて何年も生きている、といった患者さんがいるはずです。そうした患者さんの場合、痛みをとる治療（緩和ケアと言います）がきちんとなされなければ、医師が告知した余命を超えて長生きされても、痛みから解放されず、「長く苦しむ」ことになるのです。

どうも最近は、医師の口から出る「余命」が、昔より短くなっているように思えます。医療に対する社会の目が厳しくなり、訴訟も増える中で、医師が「自己防衛的」に余命を短く話す傾向もあるように感じます（統計データがあるわけではありませんが）。

告知より早く亡くなれば医師は非難されますが、余命を短く言って結果として長く生きられれば、「名医」になれるわけです。病院での同意書に、不測《ふそく》の事態に際して、医師と医療機関を免罪するようなことばかりが書いてあるのと同根と

ポイント
48
アメリカ人は「がん」で、日本人は「ピンピンコロリ」で死にたい

言えるでしょう。

がんは、思ったより長い時間が残される病気です。その時間を「苦しい時間」から「人生の集大成の時間」に変えることが、緩和ケアの大きな役目です（第7章参照）。私自身も、がんで死にたいと思っています。

「周死期」という考え方

「周産期」という言葉があります。お母さんと子供に最も危険や障害が起こりやすい妊娠22週から出産後7日までの期間を指します。その名のとおり、出産のまわり、出産前後の期間のことです。お母さんのおなかの中の胎児、そして生まれたばかりの新生児と、もちろんお母さん自身の体をケアするために、この時期を対象にした「周産期医療」も確立しています。

周産期では、出産の「前」においてはお母さんが主役で、出産の「後」においては新生児が主役となるケースが多いと思います。しかし、出産前に関しても胎児の問題もあるでしょうし、出産後に母親の問題もあるわけです。「誕生」の前後の問題のすべてを、周産期医療はカバーしています。出産する本人と、生まれてくる子供、2人とも主役なのです。

ポイント
49
緩和ケアは「苦しい時間」を「人生の集大成の時間」に変える

「生老病死《しょうろうびょうし》」ではありませんが、「生まれる」と「死ぬ」という現象は、対《つい》となるもので、実は非常に近いと言えます。しかし、現代人は死んでから先に関しては「無になる」という感覚がありますから、「周産期」という言葉は受け入れても、「周死期」という考え方は、一般的ではありません。

「死んでからの時間」はないと考えますから、「生」の「終末期」しか想定しないためです。「終末期医療」は、人生の最期を迎える人たちの苦痛を軽減し、精神的・社会的・実存的な苦痛を和らげることを目的にした医療や介護です。つまり、日本では、まず「死ぬ前」しか対象にしていないのです。

しかし、周産期に「生まれる前」があるのと同様、周死期にも「死んだ後」がありあます。「死んだ後」は本人にはわかりませんが、後に残される人たちがいます。あるいは相続の問題とか、お墓の問題なども出てくるわけです。

こう考えると「死んでしまった本人」はいなくなったとしても、残された人たちや残された問題などがありますから、「周産期医療」と同じように「周死期医療」というものがあってもいいと思うのです。

実際、緩和ケアの領域に「遺族ケア」がありますが、日本では、ほとんどの病院で行われていません。しかし、本来は「お墓」といったところまで、医療が踏み込んでいってもいいような気がします。

いま、お葬式をやらない人が増えています。「直葬《ちょくそう》」といって、病院から直接、火葬場にご遺体を運んでしまうのです。あるいはお墓を作らないという人もいます。

それは、「周死期」で言うならば、死んでから「後」の部分を消してしまっているということです。しかし、人は死んでからも、人々とのつながりの中で「生きている」と考えるべきだと思います。実際に遺伝子の流れとして見た場合、自分が死んだとしても、それは生き物の「生命の受け渡し」「歴史への参加」という点においては「バトンタッチ」であり、死んだ後も（死者として）この生命の流れに立派に参加しているのです。

死後も「お墓」というかたちで、残された人との絆《きずな》を確保したり、遺言を残すなど、歴史への「メッセージを残す」ということが大切なはずです。ところが、昨今は、死後の問題を考えず、「死んだ瞬間」で終わりにしようとしているように見えます。もったいないことです。

ポイント
50
死んだ「後」のための医療が見落とされている

「死の人称」をめぐって――「千の風になるのは」はだれか?

自分の死後は、その主役の座が「死んだ本人」から「残された人」に交替していきます。だからこそ、そこには「死んだ人」が生きていた証《あかし》が必要なのではないでしょうか? この問題を考えるために、フランスの哲学者、ウラジミール・ジャンケレヴィッチが提唱した「死の人称《にんしょう》」による分類をご紹介します。

ジャンケレヴィッチは「人の死」を大きく3つに分類しています。それは「一人称の死」「二人称の死」「三人称の死」です。

「一人称の死」は英語の一人称〝I〟(私)、つまり「自分の死」を表します。「二人称の死」は英語の二人称〝you〟(あなた)にあたる死。簡単に言うと「親しい人の死」です。「三人称の死」は英語の三人称〝he〟や〝she〟や〝it〟（彼や彼女）という「他人の死」です。

本来は、「一人称の死」である「自分の死」がいちばん受け入れ難いのですが、実際に死んでしまえば、自分が死んだかどうか、もうわかりません。むしろ、親しい人の死である「二人称の死」は、悲しみや喪失感《そうしつかん》などを伴い、実は、こちらがいちばん「つらい死」になります。

「三人称の死」は「他人の死」であり、「数字にできるような死」と言い換えることができます。たとえば、交通事故で、毎日どこかで人が亡くなっています。それを警察署や交番の前に「本日の交通事故」とか「死者」とかいうボードに「〇〇名」と記入されている「死」です。その数字は、いろいろな人が死んでいるにもかかわらず、具体性・個別性を捨象し、単なる数字にしたものです。

この中で問題になるのは「二人称の死」、つまり「大事な人の死」です。

何年か前に『千の風になって』という歌がヒットし、NHKの紅白歌合戦でも歌われたと記憶しています。この歌の歌詞「私のお墓の前で　泣かないでくださ い／そこに私はいません　眠ってなんかいません／千の風に　千の風になって／あの大きな空を　吹きわたっています」――

この歌詞の中では「私」と言っているので「一人称の死」「死んでいる私」をテーマにしているように聞こえますが、実は「あなた」がそうあってほしい、死んでしまった愛しい「あなた」にそうあってほしい、という歌だと思います。「自分は死んだら無になる」と感じるのが普通の日本人の感覚です。だれも自分が死んだ後に「千の風」になるというイメージは持っていません。しかし、自分の大切な人が死んでしまったら、千の風になって空を吹きわたってほしい、そういう意味だと解釈しています。なぜなら、人間にとって親しい人の死、すなわち「二人称の死」がいちばんつらい「死」だからです。

お墓の必要――自分が死んで終わり、ではない

自分はどうせ死ぬとわかっているのだから、延命治療なんてしたくはない。でも、大切な人がつらい思いをするのは避けたい。腫瘍《しゅよう》マーカーの数値が下がるだ

ポイント
51
大事な人の死＝「二人称の死」がいちばんつらい

けで奥さんが「少し良くなった」と喜ぶ、だから治療を続ける——こんな男性は、少なくありません。

実はこのような感覚は、お墓にも現れています。自分が死んだら「無」になると思っている。だから、だれでも本心では、墓なんかいらないわけです。けれどももし自分にとって大切な人が死んだら、お墓を作ってお墓参りをする（日本人の8割がお墓参りをしているそうです）。つまり、ほんとうにつらいのは「自分の死」ではなくて「大切な人の死」なのです。だから、自分はお墓はいらない。けれども、大切な人が死んだらお墓に入れるという感覚。実はすべてにおいて、そういう発想の人が多いのです。

「自分にはがんの告知をしてください」、けれど「家族には告知しないでほしい」。「自分の臓器は移植してもかまわない」、だけど「あなた（大切な人）の臓器はあげられない」。みなさんそうです。「自分は病院で死んでもかまわない」、だけれども「あなたは家で看取《みと》る」。この感覚を考えると「お墓を作らない」ということは、どうも身勝手のような気がするのです。遺言などの中で「散骨《さんこつ》してください」「戒名《かいみょう》無用」「葬式不要」などと残す人もいます。しかし、自分の死後に残された大切な人のことを考えると、はたしてこれでいいのか、という疑問も残ります。

ポイント
52
自分が死んでも、大切な人たちのあいだでは終わらない

「自分は死んで無になる」と思っていても、自分が大切に思っている人は「千の風になっていてほしい」と願うわけです。ならば、自分が相手に対してそう思っているように、相手も同じことを自分に対して思っているかもしれません。だとすれば、その想いに応えてあげるような死に方を、考えなければならないのではないでしょうか。

「死ぬ前まで」が自分の人生です。けれども「自分の死」というのは「自分が死ねば終わり」ではなく、「自分が死んだ後」も、大切な人たちのあいだでは終わりません。ですから、あなたを大切に思ってくれる人がいるのであれば、「お墓は不要」は少し身勝手のように思えます。

大切な人の死は「死」では終わらないという感覚が、だれの中にもありますが、「その日」が近くなるまでは、そのことを明確に意識することはないのでしょう。ですから、なんとなく「自分の骨は散骨すればいい」などと考えるのかもしれま

せん。しかし、私たちは長い時間をかけて、「死んだらお葬式をして、お墓に入る」という制度を作り、それを長い年月続けてきました。いささか性急に、「死んだら無だ」「墓はいらない」と言ってしまうのは、せっかく継承してきた「死後」の知恵を手放すことになるような気がします。

間奏

私たちが死んだあとのこと

私たちが死んだあと——霊安室まで

私たちが死んだあとは、いったいどうなるのか？　これは体験できませんので、本書で、少し「予習」していただきましょう。

患者さんが息を引き取る（この表現から、昔の死が「脳死」ではなく、「呼吸停止」であったことがわかります）と、医師による死亡宣告がなされます。

がんなど、徐々に迎える死では、死亡宣告はかなり形式的です。医師は、心拍と呼吸がないかを聴診器でチェックし、ペンライトで瞳孔が開き、対光反射《たいこう》がないことを確認すると、「ご臨終です」などと宣言します。

急を聞いた大事な友人や親族が病院に向かっている場合などは、その場にいる家族と相談の上、到着まで死亡宣告を延期することもあります。

そして、医師が宣告した時間が、「死亡時刻」として「死亡診断書」に記入されます。死亡診断書には、死因などを記入する必要があります。担当医が、遺族と相談して記入することも多いようです。死因については、本来は「肺がん」と病名を記載するべきなのですが、がんの場合には、遺伝病といった誤解があるせいか、「多臓《たぞう》器不全《きふぜん》」などと書かれることもまれではないようです。

がんによる死亡者数は、毎年34万人を超えていますが、この数字は死亡診断書からのものです。戸籍データを管理するための死亡診断書から、医療データを取ろうとすれば、問題が起こるのは当然です。34万人という数字も、正確ではないと判断されるのです（実際のがん死亡者数はもっと多い）。

死亡宣告のあとは、病室で遺族とのお別れがなされます。大部屋（カーテン一枚で、個人情報保護法違反！）にいても、臨終が迫った時点で個室に移ることが普通です。親しい人には、たっぷり泣いてもらいたいですね。

「死に水をとる」ことは、いまではほとんど行われていないようです（といっても、東京で私が経験した範囲では)。「死に水」(末期《まつご》の水)は、釈迦が入滅《にゅうめつ》する直前に水を求めたことに由来し、死に行く人の魂を呼び戻し、生き返ることを願って、臨終前に含ませました。新しい筆か割り箸の先につけた脱脂綿に茶碗の水を浸し、死者の唇をぬらします。

ご遺体は、看護師が、「清拭《せいしき》」します。まずは、カラダをタオルで拭いて、体液が出てこないように鼻や口、肛門などカラダのすべての孔に綿を詰めます。故人が男性の場合は髭を剃り、女性の場合は「死に化粧」が施されます。最近は、死に化粧ではなく「エンジェルメーク」などとも呼ばれます。

この清拭は、「湯灌《ゆかん》」を簡略化したものです。湯灌とは、葬儀に際し遺体を入浴させ、カラダを洗うことで、昔、「出家」の前に沐浴《もくよく》してから法服を着たことに由来します。禅宗とともに日本に伝来し、江戸時代には、死体検案《けんあん》(死因の特定など)をかねて菩提寺《ぼだいじ》の住職の立ち会いのもとに行われたようです。

ポイント

53 死亡時刻も死因も遺族と相談して決める

清拭のあとは、ゆかたなどに着替えますが、生前の、あるいは遺族の希望した服を使うこともあります。遺体は「死後硬直《こうちょく》」を起こしますから、ほとんどの場合、洋服ではなく着物です。たまに和服を着る習慣をつけておくとよいかもしれません（慣れないと似合わないかもしれませんので）。

その後、遺体は、霊安室に移されます。霊安室は搬送先が決まるまでの仮の安置場所ですから、長時間遺体を預かることはできません。そのためすぐに葬儀社に連絡して寝台車を手配する必要があります。

私たちが死んだあと――納棺

歴史上、はじめての埋葬の跡が、イラク北部にあるシャニダール洞窟で見つかっています。この洞窟からは、約6万年前と推定されるネアンデルタール人の骨が発見されました。そして、その周辺には、洞窟には存在しない花粉が見つかったと報告されています。死者を弔《とむら》うために花を死体のまわりに添えたと思われます。

病院から出た遺体ですが、ひと昔前ならば「病院から自宅へ帰って安置する」というのがあたりまえでした。しかし、最近は少し事情が違ってきています。「家が狭いから」などの理由で、自宅へ帰らずに、葬儀場や火葬場の保冷庫などに安置することも多くなっています。

安置された遺体は、つぎに「納棺」されます。つまり、棺桶《かんおけ》に入ります。納棺を職業とする「納棺師」をとりあげた映画『おくりびと』（英題Departures）は、第81回アカデミー賞外国語映画賞、および第32回日本アカデミー賞最優秀作品賞を受賞しました。

チェロ奏者であった主人公が、リストラされ、故郷に帰り、偶然、納棺師の仕事につきます。友人や妻から大反対を受けますが、死は「縁起でもない」ものではなく、「大切なもの」であることに気づきます。親しい者の死を通して、やがてまわりの人々との和解をはたし、30年ぶりに対面した父親の納棺を行うという物語です。

現代日本での葬式は、お通夜から始まります。お通夜は、正式な葬儀である告別式の「前夜祭」のようなものです。仏教においてのみならず、神道、キリスト教においても行われます。その起源は、釈迦の入滅後、悲しんだ弟子たちが遺体を守り

ポイント
54
遺体は「清拭」し、和服を着せられて霊安室に移される

ながら夜通し説法を行ったという故事によるとの説もありますが、古代日本で行われた殯（もがり、第6章参照）に由来します。死の確認行為とも言えるものです。「夜を通して」、よみがえりを祈って、死者を悼《いた》むものですが、最近では、6時ごろから9時ごろまでで終えるのが普通になっているようです。

死体は、個体差およびまわりの環境によりますが、硬くなっていきます。筋肉が硬化《こうか》して関節の動きが悪くなる「死後硬直」です。死後2時間くらいで顎関節《がくかんせつ》に出現、順次全身に及び、6〜8時間で手足に認められます。およそ20時間後が最も硬直が強く、その後は、腐敗の進行とともに硬直は解けていきます。看護師による清拭《せいしき》でも、手足は、ひもで縛《しば》って固定します。これは手足が開いたまま「硬直」すると、服を着るどころか、棺桶に入ることもできないからです。

私たちが死んだあと——腐敗と埋葬

また、死後1時間内外から腸内細菌などが増殖し、腐敗が進行します。生きている間に腐敗しないのは、免疫のおかげなのです。

死体が腐りウジがわくことが、死を穢《けが》れと感じ、塩でお清めをする日本人の感覚の原点です。そして、火葬を行う理由の1つが、この腐敗を避けることです。

この遺体の腐敗の問題は重要です。腐敗は「穢れ」ですから、それを恐れるあまり、葬儀がきわめて慌《あわ》ただしいものになってしまうからです。

このため、アメリカなどアングロサクソン系の国々では、「エンバーミング」という遺体処置の方法が普及しています。

エンバーミングは古代エジプトのミイラ作りに起源をもつ遺体の防腐処置で、動脈から体内に防腐剤を注入します。これによって、２週間程度までは常温での保存が可能になります。

もっと徹底した処理を行えば保存可能期間をさらに延ばすこともできますし、防腐剤の交換など、定期的なメンテナンスを行えば、半永久的な保存も可能になります。例えばロシア革命の指導者レーニンの遺体は、現在でもモスクワのレーニン廟《びょう》で生前の姿のまま保存展示されています。

エンバーミングの普及は19世紀後半のアメリカ南北戦争が契機となりました。戦

ポイント

55

最近は病院から自宅に帰らない遺体も多い

死者を遺体のまま故郷に移動させる必要があったからです。

　アメリカはキリスト教原理主義の国です。キリスト教では、死者は「最後の審判」の日によみがえるという教義を持ちますから、死体が重視され、「死んだままの形で」土葬されるのが普通です。

　ローマ教会が「火葬禁止令」を撤廃し、バチカンの正式見解として「火葬は教義に反しない」と宣言したのは１９６３年です。それまでは、キリスト教会は長らく火葬を禁止してきたのです。

　火葬された遺体は「お骨（遺骨）」になりますから、持ち運びが簡単ですが、土葬の場合には、遺体そのままを運ぶ必要がありますから、土葬を行う国で、遺体の保存技術が進んだというわけです。今後、日本でも増えてくるものと思います。

　現在日本では、納棺された遺体は棺桶ごと火葬されます。火葬は、死亡時刻から24時間以内にはできません。これは「殯（もがり）」と同様、「早すぎる死亡判定」を避けるためのものでしょう。ほんとうに死んでいることを確認する時間と言えます。

私たちが死んだあと――火葬の起源

ポイント 56

遺体の腐敗を避けるために火葬が普及した

火葬の起源はインドにあります。ヒンズー教徒の多くが火葬を受けます。釈迦も火葬されたことから、仏教でも火葬が基本です。日本へも仏教伝来とともに火葬がもたらされました。

『続日本紀《しょくにほんぎ》』によると、日本で最初に火葬された人は僧道昭《どうしょう》であり、７００年のことです。天皇で最初に火葬されたのは持統天皇（７０２年）です。その後、歴代の天皇は江戸時代まで、基本的には、「仏教徒」として火葬されていました。

しかし、明治になって、天皇は国家神道における「神」になりました。神道では土葬が基本ですから、明治・大正・昭和天皇は土葬されています。

また、廃仏毀釈《はいぶつきしゃく》運動が起こると、明治政府は、仏教での葬法としての火葬に反対した神道サイドの主張を受け入れ、１８７３年（明治６年）に太政官《だじょうかん》布告による火葬禁止令を出しました。しかし、仏教徒の反発が強く、また衛生面からも火葬が好ましいとの意見も多く、さらに都市部での土葬スペース不足という現実もあり、約2年後の1875年には火葬禁止令を解除しました。それでも、火葬場が整備されていなかったこともあり、昭和初期まで、土葬は一般的に行われていました。

いまは、沖縄などを除くと遺体のほとんどが火葬されます。沖縄では洗骨《せんこつ》と言って、一度土葬あるいは風葬などを行った後に、死者の骨を海水や酒などで洗い、再度埋葬するしきたりがありました。琉球王国の王室は、戦前まで洗骨を経て埋葬されていたことが、記録に残っています。

実際に骨を洗うという行為は、親族の女性がすべきものとされました。衛生的に問題があるうえ、肉親の遺体を洗うという過酷《かこく》な風習ですから、沖縄県の女性解放運動の一環として火葬が奨励《しょうれい》され、沖縄本島では、戦後ほとんど行われません。しかし一部の離島ではまだ現存しており、年配の人の中にはこうした形での葬儀を望む人も多いと言われています。

洗骨は、本土で行われる「初七日《しょなのか》」や「四十九日《しじゅうくにち》」と同様、死者と生者の交流の一つの姿と言えるでしょう。

チベットでは、いまでも「鳥葬」が行われます。魂の抜け出た遺体を天に送り届ける方法です。ハゲタカやハゲワシなど、肉食鳥に死体の処理をさせるために、死体を特定の場所に置きます。骨を埋葬するのが普通ながら、骨を石で細かく砕いて鳥に食べさせることもあると言います。鳥葬を非衛生的として火葬を奨励した時期もあったようですが、最近では伝統文化保護策に転じているとも報じられています。

一方、日本では、葬儀はどんどん簡略化されています。「葬儀は不要！」「火葬のみでＯＫ！」という人も多くなっています。

火葬そのものも、昔は半日以上かかったものですが、いまでは焼却技術の進歩で、冷却時間を含めても１時間程度ですみます。これでは、「故人をしのんで酒を酌み交わす」時間もありません。

私たちが死んだあと——戒名

火葬が終わり、「遺体」が「遺骨」になって帰宅すると、戒名《かいみょう》と位牌《いはい》が用意されることが多いようです。しかし、これらもかなり「ごった煮」的な風習です。

「戒名」の戒は、「戒律」の戒です。鑑真《がんじん》が唐からもたらした「具足戒《ぐそくかい》」をもとに、

ポイント 57

仏教とともに日本に火葬がもたらされた

最澄《さいちょう》が「大乗戒」として確立したもので、多くの僧侶が受けた戒律です。肉食妻帯《にくしょくさいたい》などを禁じるこの戒律を授かって出家した僧侶に与えられる名が「戒名」です。修行をし、経典を勉強し、仏様の教えを学んだ証《あかし》として与えられるもので、これを授戒《じゅかい》と言います。戒名は本来ならば生前に与えられるものなのです。

戒名をもらうことは、本来、仏教の僧侶となることを意味します。たとえば、室町幕府3代将軍足利義満は、1395年に出家して「道義」を名乗ります。この「道義」が戒名です。6代将軍足利義教は、仏門に入っていたため「義円」という戒名を名乗っていました。その後、6代将軍に就任の際、還俗《げんぞく》して「足利義宣《よしのぶ》」（後に義教《よしのり》に改める）という俗名《ぞくみょう》を名乗りました。室町幕府最後の将軍となった15代義昭《よしあき》は、「覚慶」→足利義昭→「昌山」（再度、出家）といった具合です。もちろん、仏教徒でない人が戒名をもらうのは理屈に合いません。

なお、実際に位牌に書かれる「戒名」には、院号《いんごう》・道号《どうごう》が戒名の前に、位号《いごう》等が戒名のあとに付け加えられるのが普通です。そして、そのすべてを「戒名」として受け取ることになります。

たとえば、○○院△△××居士の場合、○○が院号、△△が道号、××が戒名です。院号は、生前に寺院などに寄付をしたり、貢献した人に付けられるものです。道号は、名前に相当するもので、一休宗純の「一休」は道号です。

　戒名を書いた位牌もごった煮の象徴です。戒名も火葬も仏教に起源をもちますが、位牌は儒教《じゅきょう》が始まりなのです。

　仏典には、位牌についての記載はなく、中国の儒教から始まったと言われます（後漢2～3世紀）。儒教では存命中の官位や姓名等を木札に書いてこれをお祀《まつ》りしました。これが位牌の起源です。それが宋の時代に禅宗の広まりとともに、仏教に取り入れられました。日本では禅宗が盛んになるとともに、江戸時代には仏教の各宗に及んだと言われています。

　しかし、その起源はともかく、位牌や位牌を収める仏壇（奈良・法隆寺の「玉虫厨子《たまむしのずし》」が最初の仏壇）は現在、死者と生者の交流を日常的に行うための手段です。死者が歴史とつながるためのシンボルと言えます。

ポイント

58 戒名は本来、生前に与えられるもの

庶民のお墓は江戸時代から

古代から室町時代くらいまで、庶民の遺体は埋葬されず、村のはずれの共同墓地にそのまま放置されました。死人に対する「姥捨《うば》て」のようなものです。この様子は、芥川龍之介の短編小説『羅生門』でも描かれています。

当然、死体は腐っていき、やがて白骨化します。この死体の恐ろしい変わり様に、古代人は「死霊《しりょう》」を見たはずです。やがて、地上に放置していた遺体を「地下に埋める」ようになりました。そして、死霊が地上に出てこないように、石で重しをしたのです。墓石の原型です。

庶民がお墓を持てるようになったのは江戸時代になってからのこと。座棺《ざかん》といって、縄でカラダをしばって、桶《おけ》などに入れて埋めていました。この桶が、棺桶という言葉の由来です。また、江戸、大坂といった大都市では、土葬のスペースが限られるのと、大量の遺体による衛生問題などのため、庶民にも火葬が広まっていきました。檀家《だんか》制度によって、菩提寺《ぼだいじ》が墓の戸籍や墓の管理を行うようになったことも、仏教のしきたりである火葬が行われるようになった理由の一つでしょう。

ポイント

59 位牌は中国の儒教に由来する

「○○家の墓」は新しい

明治民法では、イエ制度と長男による家督《かとく》継承が基本となっています。また、「忠君愛国」や「先祖崇拝」といった儒教の考え方を重視しました。お墓についても、長男が継承するものと定められました。

こうして、「○○家の墓」の観念ができあがったのです。しかし、明治末の火葬率はいまだ30％で、土葬の方が一般的でした。火葬率が50％を超えたのは、ようやく昭和10年になってからです。

土葬では墓は「個人用」になります。おおぜいの人を1つの墓に入れるためには、火葬によって「お骨」にする必要があるからです。つまり、昭和に入るまで、「○○家の墓」などまず存在しませんでした。

そもそも、江戸時代、庶民には名字がなかったのですから、イエと言っても、明治からのものです。私たちは、「○○家の墓」がずっと前から存在するように思いがちですが、これは錯覚にすぎません。つい最近できあがった観念なのです。実際、お寺の古いお墓は「○○家の墓」ではなく、個人の墓です。

戦後の新民法では、夫婦家族制の考えに立っています。夫婦は一代限りのものですから、イエは継承されなくなります。しかし、新民法でも、お墓は、「慣習に従って祖先の祭祀《さいし》を主宰《しゅさい》すべき者がこれを承継する」と規定されています。このため、いまでも長男がお墓を守るべしという意識が残っているのです。

「○○家の墓」は幻想ですし、イエの意識がさらに薄れ個人主義的傾向が強まれば、自分にとって親しい故人のお墓が大事になります。妻が、嫁《とつ》ぎ先の家のお墓に入りたくないと言って実家のお墓に入ったり、夫婦だけのお墓を作るといった例も少なくないようです。

今後、「○○家の墓」以外に「個人的な墓」が増えていくでしょう。ただ、「個人的な墓」は世代を超えて継承されるものではありませんから、「無縁仏《むえんぼとけ》」になる可能性が高くなります。

「葬式無用　戒名不用」

ポイント
60
「○○家の墓」は昭和に入ってから

そもそも、「○○家の墓」も、たとえ数代は供養《くよう》する子孫が続いたとしても、子孫が遠方に引っ越したり、代が途絶えたりすればいずれ無縁仏になります。実際に、大都市の霊園では、すでに約10％が無縁仏になっています。こうした背景から、1999年（平成11年）に、「墓地、埋葬等に関する法律」が改正されました。これにより、墓地の使用者が死亡したり、管理料の未納が3年間続いた場合には、一定の手続きをすれば、寺院や霊園は、無縁仏を自由に処分できるようになりました。今後、無縁仏が急増する可能性があります。

都立青山霊園は、2003年に43年ぶりに募集を再開しました。これは、園内の無縁仏を整理できるようになったことも背景にあります。

また、よく誤解を生むのが、寺院、霊園などの広告にある「永代供養《えいたいくよう》」です。「永代」と言うと、永遠に供養してくれるイメージを持ちますが、実際には10回忌、30回忌や50回忌までといった規定がある場合が多いのです。

「永代供養」とは、江戸時代に檀家《だんか》が減って困ったある僧侶が考案したもの、という説もあるのです。その説に従えば、本来は小額ずつ受け取っていたお布施《ふせ》を、まとめて集金する「新商法」だった、というわけです。現在の永代供養もやはり「商品」ですから、その内容の透明化や法律の整備が必要でしょう。

最近では、白洲次郎の遺言の「葬式無用　戒名不用」ではありませんが、墓に入らず海などに「散骨」するケースも増えているようです。なお、東京都や大阪府、名古屋市など、条例によって土葬を禁じている自治体がありますが、法律上は火葬も土葬も平等に扱われており、一般論としては土葬に問題はありません。しかし、散骨になると微妙です。

墓地、埋葬等に関する法律では、火葬、土葬以外の埋葬法については言及されていないため、散骨が刑法190条の規定する死体（遺骨）遺棄罪《いきざい》に該当する可能性を否定できないからです。ただし、法務省の見解（非公式）では、散骨が節度をもって行われる限りは違法性はないとしています。

石原裕次郎の葬儀のとき、兄の慎太郎氏が「海が好きだった弟の骨を太平洋に戻してやりたい」と語りましたが、当時散骨は違法と判断され、代わりに海上追悼会が開催されました。後に散骨も違法ではないとの見解によって、当初の願い通り一部は散骨されたようです。

死にそなえて

私たちは、「死んでいくこと」、そして「死んだあとのこと」を、死ぬ前に考えておく必要があります。

いくつか役に立つ制度があります。その一つが「任意後見制度《にんいこうけんせいど》」です。これは、認知症やがんの進行などによって判断能力が不十分になった場合でも、自分の意志に基く生き方をまっとうできる仕組みです。

この制度は、本人に十分な判断能力があるうちに、将来、判断能力が不十分な状態になった場合に備えるために作られました。あらかじめ自らが選んだ代理人（任意後見人）に、自分の生活、療養看護や財産管理に関する事務について代理権を与える――そういう「契約」を公正証書で結んでおくのです。そうすれば、本人の判

ポイント

61

無縁仏が増えている

断能力が低下した後に、すでに選んであった任意後見人が、家庭裁判所が選任する「任意後見監督人」の監督のもと、本人を代理して契約などをしてくれる。だから、本人の意思にしたがった適切な保護・支援をすることが可能になる、という仕組みです（法務省）。

終末期医療についての意思を代弁してくれたり、葬儀など死後のことについて、自分の意思を実行してくれたりする市民団体もあります。これまでは、家族がこうした役割を担ってきましたが、あらかじめ公正証書などで契約（生前契約）しておくことで、市民団体などが代理人の役目をはたします。

「自分が死んだら、この人に連絡してほしい」「ペットの新しい飼い主をさがしてほしい」といった細かい要望にも応えてくれるようです。

遺言も大事です。法律上（民法上）の用語としては「いごん」と読み、死後の法律関係を定めるための最終意思の表示です。

欧米では遺言を書くのはあたりまえ。誕生日のたびに、遺言を書き直す欧米人が多いと言います。ただし、効力を持たせるためには、法に定める方式に従う必要があります。たとえば、パソコンで作成して打ち出したものに、署名して実印を押しても無効です。全文自筆、日付、署名、捺印が必要です。自筆の遺言の他に、公証役場で作る「公正証書遺言」もあります。

最近、「エンディングノート」が高齢者の間で関心を呼んでいます。自分に万が一のことが起こったときのために、伝えたいことがらをまとめてノート形式で記入しておくものです。

遺言書と違って法的な効力はありませんが、自分の意思を気軽に書いておけるメリットがあります。自分が死んだり、ぼけてしまったり、病気や怪我で意識をなくしてしまったりしたとき、お葬式や介護・延命治療について、どのようにしてほしいかを書き記しておけます。

最近は、パソコン用の専用ソフトも販売されています。順を追って問いに答えていくだけで、自然に「死に方のプラン」ができあがっていきます。結果的に、自分を見つめ直す機会になるかもしれません。

ポイント
62
死にそなえて代理人を決めておくことができる

6 死の決定をめぐって

むずかしい「死の定義」

第5章でも述べたように、人のカラダでは、毎日1%（6000億個）の細胞が死に、髪の毛が抜けたり、皮膚が垢《あか》になったりしていますが、それは「人の死」ではありません。

逆に、私たちが「死んだ」からといって、その瞬間に、私たちのカラダを構成するすべての細胞が死んでいるわけでもありません。たとえば、心臓が止まっても、個々の臓器や細胞が死ぬ時間はまちまちで、個体としての死の時刻を決めるのは、とてもむずかしいのです。

そうはいっても、個々の臓器や細胞が死んでいく中で「法律上の死」を決めるのが、医師の仕事です。「何時何分、ご臨終です」などという形で、死亡宣告がなされます。

これも前章の繰り返しですが、従来の法律では、死を決める3つのポイントは、心臓の停止・呼吸の停止・瞳孔《どうこう》の散大でした。心臓・肺・脳という生命維持に不可欠な3つの臓器の機能が停止すれば、死はあと戻りできないものだからです。

しかし、死亡宣告のあとで心電図の波形が動いたり、ときには「ご遺体」が大きく息をしたりすることは、私自身も経験したことがあります。

古代の死亡確認――もがり

ポイント 63

「死」を定義することは、むずかしい

本来、多細胞生物の「死の定義」は曖昧ですから、医師にとっても「死亡宣告」

はむずかしいことなのです。まして、医学の知識が乏《とぼ》しかった時代、「生死の判断」は容易でなかったに違いありません。「息をひきとった」人が「息を吹き返した」といったこともめずらしくはなかったはずです。そのため、「ほんとうに死んでいるか？」は、古今東西の大問題でした。

芥川龍之介の『羅生門』を読むと、昔はそのあたりに死体が放置されていたことがわかります。しかし、死体が「死霊《しりょう》」になって災《わざわ》いをもたらすことを恐れた人々は、死体が目に触れないように土の中に埋め、なおかつそこから出て来られないように、その上に石を置きました。これが「お墓」の起源です。

土葬が一般的なヨーロッパでは、埋めた死体が、実はまだ生きていた場合にそなえ、地上にサインを送れるように、紐《ひも》に鈴をつけ、鳴らせるような状態にしておいたと言われます。それくらい「死の判定」はむずかしかったのです。

日本で、医師が「死の判定」をするようになったのは明治以降です。それまでは、僧侶や家族が行ったわけですが、心電図もない時代に、まだ温かいカラダに触れれば、「死んでいない」と考えるのは当然でしょう。

古代には、死んだように見える人が「本当に死んでいる」のかどうか、確信が持てなかったはずです。実際、天皇など高貴な人の死に際しては、「殯（もがり）」

ポイント
64 本当に死んでいるのを確認するのが殯（もがり）

という儀礼が行われました。死者を本葬するまでのかなり長い期間、棺《ひつぎ》に遺体を仮安置し、別れを惜しみ、死者の霊魂を慰めながら、本当に生き返らないかを確かめたのです。死者の復活を願いながらも、遺体の腐敗や白骨化などで、死者の「最終的な死」を確認したのでしょう。この殯（もがり）は、昭和天皇の「大喪の礼」でも約1ヵ月にわたって行われました。

現在も、死亡から24時間は原則として火葬が禁じられています。通夜も殯（もがり）の風習の名残で、殯《もがり》の期間が短縮されたものと言われています。もともと、残された者たちが、死をじっくりと確かめ合うものだったのです。

人工呼吸器によって生まれた「新しい死」

時代が進むと、カラダが腐り、白骨化しなくても、「後戻りできない死」（死の不可逆性）は理解されていきました。

そして、呼吸しなくなることが、なんと言っても、死の証《あかし》となりました。いまでも、死ぬことを「息をひきとる」と呼ぶことでもこのことがわかります。心臓の停止・呼吸の停止・瞳孔の散大が、長く「死の三徴」となっても、「息をしなくなる」ことが、私たちにいちばん「なじみのある」死の姿なのです。

一方、現代の「脳死」は殯（もがり）とは逆に、「早められた死」です。心臓が動いていても「死んでいる」と判断するわけです。

脳の機能がほぼ失われた「脳死状態」でも、人工呼吸器をつけることによって、酸素を取り入れることができれば、心臓も動き続けます。心臓の筋肉は、「自動性」があり、脳死状態でも「勝手に」動き続けるからです。

しかし、脳死によって呼吸中枢からの指令がなくなると、肺を動かすことができなくなります。つまり、「脳死」では「人工呼吸器」の存在が不可欠となります。従って、1970年代になって人工呼吸器が普及するまで、脳死は存在しませんでした。脳死は「最近になって生まれた死」と言えます。

脳の機能がなくなっても、機械を使って肺を動かせば心臓は動きますから、全身に酸素が供給され、臓器は生きていけます。「脳死」の誕生です。

ポイント
65

法律が定める「死」は「心臓死」から「脳死」に変わった

変わりゆく「死の定義」——臓器移植法

多細胞生物は徐々に死にますから、人間の死の瞬間を「生物学の視点」で決定することはできません。「死の定義」は、昔は共同体のしきたりによって、いまでは法律によって定めるしかありません。そして、その時刻の決定は医師が行っています。

現代社会の法律が定める死は、これまでの「心臓死」から「脳死」に変わっています。私たちの一度だけの人生の終わり方が、法律によって変わることに違和感をもつ日本人は少なくないはずです。「脳死」を前提とした「臓器移植法」をめぐる議論を追ってみます。

臓器移植法は、脳死での臓器移植に道を開くため、１９９７年に施行されました。臓器提供の条件として、本人の書面による意思表示と家族の同意の両方を求めており、臓器提供ができる年齢を15歳以上に限定していました。

この法律では、臓器移植を行う場合に限って「脳死」を「人の死」と容認し、その場合だけ、動いている心臓など「生きている」臓器を取り出すことを認めたものでした。3年後の見直しが定められていましたが、約12年近く見直しはされてきませんでした。

米国では、年間約3000例の脳死臓器の提供が行われています。一方、日本では、法律の施行後12年で81例と低迷しています。その結果、現在1万2000人以上が臓器移植を待っています。また、改正前は15歳未満の臓器提供が認められていなかったため、脳死臓器移植が必要な子供は、1億円前後の費用を負担して、海外で移植を受けるしか方法がありませんでした。

しかし、2009年、ついに臓器移植法は改正され、2010年の7月から施行されることになりました。

法改正のきっかけは、世界保健機関（WHO）が2009年1月、「自国内での臓器移植の拡大」を求める指針改正案の採択を表明したことです。総会での採択は1年延期されましたが、海外でも臓器不足は深刻で、欧州や豪州などは、現在日本人患者を受け入れていません。国内での臓器移植が進まない中で、唯一の道であった海外での移植の道も閉ざされつつあり、法改正が進められる一因になりました。

今回の法改正では、脳死を「人の死」とすることを前提に、本人の意思表示がなくても、家族の同意だけで臓器提供を認め、現行では禁止されている15歳未満からの臓器提供も可能としました。

日本に脳死が根づかない理由

この法案の内容は、臓器提供についての「世界標準」の考え方と言ってよいものです。ただし、ここで言う「世界」は「キリスト教の世界」です。

すでに述べたように、一神教は脳の産物です。そして、「聖書」（創世記）には、神は「自分をかたどって」人間を作り、生き物を治めさせたとあります。脳こそが人間と動物の違いであり、動物に脳死はありませんが、人間の場合には、脳が

ポイント
66
「脳死＝人の死」は世界標準

死ねば「生きている価値」がないということになるのでしょう。欧米では、「人の死」＝「脳死」というコンセンサスが得られているのです。

しかし、死をどうとらえるかは、民族の霊魂《れいこん》観や宗教観などによって違ってくるはずです。自然のとらえ方も大事でしょう。欧米では、人は自然を支配する権利を神から与えられた存在ですが、日本を含むアジアでは、人も自然の一部です。輪廻《りんね》思想では、この世での行い次第では、来世に「虫」に生まれ変わるという考え方があったことでもわかります。

実際、臓器移植法の改正が審議されていた当時、自民党の麻生太郎首相と民主党の鳩山由紀夫代表（現首相）は、国会の内外で激しく対立していましたが、この法案についてはそろって反対しました。麻生元首相は「脳死について、まだ世の中の意見がきっちり固まっていない」、鳩山現首相は「脳死を人の死と本当に認めていいのか？」と、同じような感想を述べています。

日本では、臓器移植法が施行されてから、改正されるまでの12年で、たった81例しか脳死臓器移植が行われていません。臓器移植の意思を表明する「ドナーカード」の話も最近はあまり耳にしません。実際、ドナーカードなどを持っていない人の割合は、２００８年の内閣府調査で91・6％に達し、02年の91・0％からさらに増えています。

新聞の世論調査でも、「脳死は臓器提供の意思を示す人に限るべきだ」という人が52％と過半数を占めています。こうした実態からは、「心臓死」から「脳死」への「死の定義」の変更に、国民的な合意があるとは言えないように感じます。

前にもお話ししましたように、一神教が人々の生活や考え方を規定している国で「脳死」が受け入れられても、日本ではなかなか受け入れ難いのではないでしょうか。実際に、まだ動いている心臓や他の臓器を、温かい体から取り出す現場を見た後に、どれくらいの方が「脳死」に合意できるでしょうか。それはあたかも臓器を「部品」のように扱うように見えるからです。にもかかわらず、衆参あわせて、20時間あまりの審議が行われただけで、臓器移植法は改正されました。

本来、「死の定義」は、その国の歴史や文化によって決められるものであると思います。その意味で、臓器移植や脳死の問題を、日本人はもっと議論する必要

ポイント

67 日本では「脳死」についての議論が足りない

があるのではないでしょうか？　そして、それは、日本人の「死生観」をみつめ直す、よいきっかけになると思います。

殺人罪が適用されるか——2つの医療裁判

日本人は手術が好きな国民です。がん治療でも、いちばん人気があるのは手術です。がんは、死と同じく「穢《けが》れた」ものと観念されます。「清めの塩」ではありませんが、「悪いところを根こそぎ取ってしまって、禊《みそ》ぎをしたい」というような気持ちも働いているように思います。ドラマやアニメの世界でも、神のような手（ゴッドハンド）を持った外科医が、不可能と思われる手術を成功させていく姿にとくに人気があるようです。

ところで、外科医は、一歩間違えば凶器にもなりうるメスを持って、人のカラダを切り開きます。もし何の資格も持たない一般の人が、人の体にメスを入れたらどうでしょう。もちろん、傷害罪で逮捕されます。

人のカラダにメスを入れたり、注射をしたり、点滴をしたりする行為は、人のカラダを傷つける「傷害罪」として禁止されているのですが、医師や看護師が一定の条件のもとに、合意の上で行う医療行為の場合だけ、例外的に罪を問われないことになっています。つまり、本来は法律では犯罪行為にあたるけれど、医療従事者に限っては免除してあげますよ、というわけです。

医療と法律は縁遠いように思われますが、実はとても近いところにあり、法律は医療の現場にも大きな影響を及ぼしています。

昨年（2009年）、医療と司法の判断に関する2つのニュースがありました。富山県射水《いみず》市の射水市民病院で、2000年から2005年のあいだに、末期がんなどの患者さん7人の人工呼吸器を外して死亡させたとして、この病院の外科部長らが送検されました。2008年のことです。

しかし、2009年の12月、富山地検は嫌疑《けんぎ》不十分で2人を不起訴としました。その理由を「人工呼吸器の装着から取り外しまでの一連の行為は、延命措置とその中止行為に過ぎず、殺人罪と認定するのは困難」と説明しています。

他方、こんな事件もありました。神奈川県川崎市の川崎協同病院の医師が、入

ポイント

68 医療は合法的な「傷害」行為

院中の男性患者から気管内チューブを抜いて、筋弛緩剤《きんしかんざい》を投与して死亡させ、殺人罪に問われていた事件で、最高裁で上告が棄却《ききゃく》され、有罪が確定しました。

患者は、気管支ぜんそくの発作による低酸素性脳損傷《ていさんそせいのうそんしょう》で入院し、意識不明の状態でした。家族の要請で、医師が気管内チューブを抜いたところ、苦しむ様子を見せたため筋弛緩剤が注射され、死亡に至りました。

判決では、「チューブの抜管《ばっかん》を要請した家族も病状の適切な情報が伝えられておらず、抜管は男性本人の推定される意思ともいえない。法律上許される治療中止に当たらない」としています。

延命治療の中止で殺人罪が問われるかどうか、という２つの事件で、医師にとって明暗が分かれた結果になりました。

法律は「死」を決められるか

しかし、２つの「事件」で、医師の思いは大きく違ったものだったでしょうか？

もっと端的に言うならば、「殺人」をめざしたものだったでしょうか？

私には、もう治療は十分だ、これ以上患者を苦しめたくない、という気持ちは共通するように思います。いずれの事件でも、容疑者となった医師は、患者さんたちの評判もよく信頼されていたと言います。家族に依頼されて、苦しむ患者さんを見かねての行為だと思われます。

しかし、結果的に一方は不起訴、一方は殺人罪が確定しました。医療の現場は、刻々と事態が変わっていきます。その中で、医師は常に法律によって監視され、訴訟《そしょう》のリスクにさらされながら医療行為を行っているということに他なりません。「医は仁術《じんじゅつ》」では、殺人罪を問われてしまうかもしれないのです。

川崎協同病院の二審の判決では「尊厳死の問題は、司法が抜本的解決を図るような問題ではなく、広い視野で国民的な合意形成を図り、法やガイドラインに結実させるべきだ」と指摘しています。法律だけで「死」を規定することのむずかしさを浮き彫りにしているのです。法律で死を「強引に」規定しても、国民のコンセンサスが得られなければ、法律は人を救えないのではないか、と判決自身が危惧《きぐ》しているのです。

ポイント
69
延命医療の中止は、殺人罪になるケースがある

生命の始まりと終わりを決める基準

一神教のような絶対的なルールを持たない日本でも、つい最近までは「生死」についてのルールがありました。地域や世間のしきたりという「暗黙の合意」があったからです。「姥捨《うばす》て」や「嬰児《えいじ》殺し」も日常的に行われ、黙認《もくにん》されていたのです。

しかし、急速に進んだ「核家族化」やコミュニティの崩壊によって、暗黙の合意はなくなってきました。「姥捨て」や「嬰児殺し」の是非は、法律で白黒をつけるしかなくなったのです。しかし、日本の法律が「輸入した死のあり方」は、実は一神教をもとにして、欧米が作り上げた「共同体」のルールでした。

そもそも、法律が、人々の「ナマの感情」に「勝手に」是非を下すことなどできるはずはありません。たとえば、「人工妊娠中絶」に対する日本人とアメリカ人の感じ方はかなり違います。アメリカは、人工中絶禁止が選挙の争点になる国です。一方、日本では、この問題にはずっと寛容で、「堕胎《だたい》天国」などと言われたこともあります。もちろんこれは、共同体のルールが違っているからで、どちらが正しいというようなものではありません。

そもそも、受精後どのくらい時間が経てば、「人」とみなされるかについても、国によって判断は分かれます。これは医療としての人工中絶と「殺人罪」との分《ぶん》水嶺《すいれい》を決める判断でもあるはずです。

イスラム法では、受精後120日で胎児は「人」になるとしていますし、英米の刑法の流れでは、母体が胎動を感知したときに人間になると考えます（胎動説）。日本の母体保護法では、母体の外での成長が可能になるまでは、胎児は母体の一部に過ぎず「人」ではない、との立場をとっています。分娩後にはじめて「人」になる、という考えもありうるでしょう。

もちろん正解などありません。共同体が、宗教などをベースにした合意にしたがって「基準」を作ってきたのです。

「生死」の「生」について、共同体ごとにとらえ方が違うわけですから、「死」についても見方が分かれるのは当然です。しかし、日本ではムラ社会が崩壊した

ポイント
70 人の誕生についても国によってルールが異なる

にも関わらず、ムラのルールに代わる「基準」は不在のまま。この点、日本と同様に都市化が進んだ欧米では、共同体の崩壊のあとにも「聖書」が存在します。人々をつなげる「基準」があるのです。

共同体の暗黙の合意を前提とせず、死を法律でだけ定義することには無理があります。私たちが、「世界標準の死」をそのまま受け入れることに抵抗を感じるのも、無理ないことではないでしょうか。

医療をやめることができない国、ニッポン

都市化が進み共同体が崩壊しても、一神教の世界では、変わらぬ言葉で書かれた聖書やコーランがあります。生や死に関する変わらぬ基準がありますから、法律はこれをベースにできあがります。

しかし、日本では、共同体の暗黙の（＝言葉にされない）ルールがなくなると、基準が不在となりました。法律ができたとしても、それを下支えする合意がありませんから、中身はどうしても皮相《ひそう》なものになってしまいます。川崎協同病院の二審判決で裁判長が指摘しているとおり、「（尊厳）死の問題は、司法が抜本的解決を図るような問題ではない」のです。

日本では、延命治療の中止が、暗黙のルールでも法律でも、きちんと位置づけられていませんから、医師は治療を途中でやめることはできません。人工呼吸器を一度つけたら、それこそ外《はず》すことはできないのです。もし外したら、射水《いみず》市民病院や川崎協同病院の医師のように、殺人罪に問われることにもなりかねません。

患者さんに治る見込みがなく、治療が苦痛でしかない場合、患者さんを思う医師であれば、治療をやめたいという気持ちになるものです。アメリカでは、医師が人工呼吸器を外すケースは珍しくなく、延命治療の中止の権限も、ある程度医師に委《ゆだ》ねられています。

かつては日本もそうでした。「お医者様」はエリートであり、患者さんからは神様のように敬《うやま》われ、全幅《ぜんぷく》の信頼を寄せられていたのです。共同体が医師を「エリート」と認めていたのです。

しかし、いまや、「お医者さん」と「患者様」——立場は逆転しました。医師

ポイント
71 日本では、人工呼吸器を一度つけたら外すことがむずかしい

は「エリート性」を放棄し、自ら判断することをやめて、責任を取らなくなりました。患者さんの方も、医師を尊敬するどころか、「銀座で飲んで、ゴルフ三昧《ざんまい》のお金持ち」ぐらいにしか見ていません。実際には、それどころではない医者が多いのですが（私も含めて、勤務医はとくに）。

がんの告知問題でも、この「医師のエリート性」の消失の問題が背景にあるように思います。昔は「患者さんのつらさ」（がんが治らない、余命が短いなど）を医師が担《にな》おうとした面がありますから、つらい現実を医師は告げませんでした。「ノーブレスオブリージュ」（身分の高い者はそれに応じて果たさねばならぬ社会的責任と義務がある、という、欧米社会における基本的な道徳観。もとはフランスのことわざ）が存在したのです。

しかし、いまは医師が「エリート性」を捨てていますから、患者のつらさを担う志《こころざし》を持っていません。つらい現実は遠慮なく告げられます。医師が「大丈夫ですよ」と言わなくなったことに象徴される変化が生じているのです。

家族にどんなに治療の中止を頼まれても、殺人罪を問われたくありませんから、医師は治療をやめることはできません。日本の医療の現場では、「延命治療をやめることができない」ようになってしまったのです。

また、「医療をやめることができない国」日本は、世界一の抗がん剤使用国でもあります。なんと、全世界の使用量の13％は、日本で使用されているのです。そのため、がんとの闘いが、いつのまにか「抗がん剤の副作用」との闘いになっている面もあるのです。

自分の死に方すら選べない

日本人は「ピンピンコロリ」で死にたいと願う人が多いようですが、私は、むしろ、「死ぬならがんで」と考えています。

がんであれば、場合によっては、死の直前まで友人たちと会い、運がよければ、その日の朝まで会話ができるのです。そんな病気はほかにはありません。そして、残されたおおよその時間も見当がつきます。つまり、がんはゆるやかに進行し、死が「予見できる」ほとんど唯一の病気なのです。この「メリット」をうまく活

ポイント 72

日本は、世界有数の「抗がん剤大国」

用すれば、人生の仕上げの時間を手にできます。

ただし、最期の最期まで苦しんで逝《い》くのはだれしも望まないところです。できれば苦しまず安らかに逝きたい。そこで浮上するのが「安楽死」の問題です。私だけでなく、多くの日本人が「安楽死」に関心を持っているのではないかと思います。

ところが、「自分らしさを保ったまま死にたい」と望んでも、共同体の基準（日本という国全体のコンセンサス）を失っている日本では、法律に「死を扱う力」はありません。だれが見てもやめたほうがいいと思える延命治療ですら、中断することができません（医療行為を中断することを「消極的安楽死」と言います）。

一方、アメリカのいくつかの州や、オランダ、スイスでは、積極的な安楽死が認められています。キリスト教では「自殺」は神に対する反逆ですから、認められません。この宗教的な理由で、「安楽死」が必要になるという側面もあるかもしれません。

その点、日本は「自殺大国」です。年間3万人を超える人たちが自殺によって亡くなっています。日本では「自殺」が宗教的な問題で罪になるわけではありません。しかし、だからといって「安楽死」が必要ないということでもありません。

自殺は「事件」であり、残された者たちにとっては、「つらい死」です。どんな事情があっても、「身勝手」と言える部分が残ります。

だからこそ、「安らかに死を迎えたい」と願う人は少なくないはずです。しかし、日本は「医療行為をやめることができない国」ですし、安楽死の議論もほとんどありません。「もう十分生きた。これ以上は苦しむ前に旅立ちたい」と望んでも、そうはいきません。

患者さん本人も、そして、苦しむ患者さんを見守る家族も、そして医師も、だれもが延命を望んでいない場面でも、延命治療をやめることができません。多くの人が「望まない死に方」をしているのが、わが国の現実のように思います。

ポイント
73
多くの人が、望まない死に方をしている

死のひみつをこえて

生死と人生を厳しく規定する「宗教」をもたない日本では、「死」も「自殺」も「安楽死」も、タブーなく話せる自由な国のはずです。それなのに、国民的議論はほとんど皆無《かいむ》と言ってよいでしょう。

かつて、福田赳夫《たけお》氏が総理時代に「人命は地球より重い」と発言しました。しかし、人類が地球上で世代を重ねてきた以上、その住処《すみか》である地球より、（1人の）人命のほうが重いはずはないと思います。しかし、この発言に対して、だれも「おかしい」とは言い出せませんでした。「命」のあり方について、もちろん答えは1つではないはずですが、最初から議論すること自体を避けているのです。

自分らしい「死に方」を選べない国、ニッポン。「死」という話題を「縁起《えんぎ》でもない」と決めつけてしまわずに、「死の定義」や「終末期医療」について、もっともっと活発な議論が交わされるべきではないかと思います。国民のコンセンサスなしに、法律が生死を語ることはできないからです。

「法律があるから」、心臓が動いていても「死」と判断される。その一方、自分の死に方すら選べない。このアンバランスが日本の死の現実の姿なのです。

まず、死の問題を語り始めること。これが第一歩になるはずです。「死がひみつ」のまま、凍《こお》りついているかぎり、「私たちの死」は、いつまでたっても、自分のものとはなりません。

ポイント
74

日本は死について タブーなく話せる自由な国のはず

7 「がんによる死」の正体
がんの進化論

世界一の長寿国・日本で、がんは増え続ける

1981年から現在まで（そしてこれからも）、日本人の死因のトップは「がん」です。いまや2人に1人ががんになり、3人に1人ががんで死にますから、「がん」は日本の国民病とも言えます。なぜ、これほどまでに日本にがんが多いのでしょうか？　その理由は、「日本が世界一の長寿国だから」です。

がんができるメカニズムについては後述しますが、「がん」は「細胞の老化」が原因で起こる病気です。そのため、「世界一の長寿国、日本」は、必然的に「世

界一のがん大国」になるのです。

「がん」は40歳代から増える病気で、年齢が高くなるほど患者さんは増えていきます。その証拠に、平均寿命が30～40歳ぐらいというアフリカ諸国では、がんによる死亡はほとんど見られません。

日本人の平均寿命は、明治元年（１８６８年）で35歳、大正元年（１９１２年）で40歳ぐらいでした。さかのぼって縄文時代は10代前半、安土桃山時代でも25歳ぐらいだったと推測されます。

もっともこれは「平均寿命」という平均値の話です。織田信長が好んだ謡曲《ようきょく》『敦盛《あつもり》』は「人間五十年」と謡っています。昔は子供はたくさん生まれても、大人になるまで無事に育つ確率が非常に低かったので、それが平均寿命を下げてしまっていたのです。

たとえば、サケの卵が立派な成魚になる確率は高くありません。しかし、卵が

ポイント 75

日本人の2人に1人ががんになり、3人に1人ががんで死ぬ

育って稚魚になり、幼魚になるというふうに成長していけば、立派に川を上るサケになる確率は高くなります。つまり、育てば育つほど「大人になるまでに死ぬ確率」は減っていきます。

これは人間でも同じです。生まれたての赤ちゃん（新生児）が死ぬ確率がいちばん高いのですが、乳幼児、小児と大きくなるにつれて、命を落とす確率は低くなっていきます。ですから、信長の時代でも、いったん大人になってしまえば、50歳ぐらいまでは生きることができたのでしょう（ちなみに、信長が「本能寺の変」で命を落としたのは数え年49歳のときです）。

ところが、社会システムの整備や医療の発達によって、戦後日本人の平均寿命は飛躍的に延び、男女あわせて83歳、女性では86歳になっています。女性の平均寿命の86歳は、乳幼児死亡などを含んだ数字です。つまり、シニア世代の日本女性の場合、みんなが90歳近く生きることになります。これががん急増の理由です。

動物でも同じことが起こります。野良猫ががんになるのは珍しいことです。自然の環境では、がんになるまで生きることがむずかしいからです。他方、ペットのがんは増えているのです。ペットの放射線治療が大はやりですし、冗談ではありませんが、ペットのＰＥＴ（ペット）検査（陽電子の検出を利用した最新の画像検査）も行われています。人間と同じような「よい暮らし」をすれば、動物だって「がんになるまで長生きする」ということです。

動物園の動物たちも長生きしますが、ペットほどではありません。動物園は「自然を模《も》した」場所だからです。動物の寿命とがんの頻度《ひんど》は、ペット＞動物園＞野生です。

「がん」が細胞の老化による病気である以上、超高齢社会である日本で「がん」が増えるという現実は、決して避けて通ることができない問題なのです。

「がん」は不死細胞

人間の体は60兆個の細胞からできています。そのうち毎日毎日１％（約６０００億個）ぐらいの細胞が死に、その分を補うように、細胞分裂によって新しい細胞が誕生しています。

ポイント
76

世界一の長寿国、日本は世界一のがん大国

細胞分裂は、細胞が2つに分かれて増えていくわけですが、このとき、細胞の設計図にあたる遺伝子（DNA）が正確にコピーされる必要があります。ところが、時にコピーミスが起こってしまいます。

このコピーミスが「突然変異」です。突然変異が起こり、それが積み重なっていくと、その細胞は死ぬことができなくなることがあります。コピーミスの1つの結果として、「不死細胞」ができてしまうのです。細胞分裂を無限に繰り返し続けます。この「死ぬことができない細胞」が「がん細胞」です。

一説によると、私たちの体の中では、毎日5000個の「がん細胞」ができているらしい。しかし、その多数できるがん細胞を、免疫細胞（リンパ球）が見つけ、殺しにかかります。そして、1つ残らず退治してくれるのです。そのため、体の中で毎日「がん細胞」が発生しても、だれもが「がん」になるわけではありません。

ところが、この免疫細胞も決して万能とは言えません。そもそも免疫細胞は、あやしい細胞を見つけると、「自分」か「自分でない（＝異物）」かを判断します。そして、危険な異物と判断すると殺しにかかるのです。

ちなみに、自分の細胞を誤って殺してしまう病気が、「膠原病《こうげんびょう》」です。わかりやすく「自己免疫疾患《じこめんえきしっかん》」とも呼ばれます。たとえば、関節リュウマチは、自分の関節の細胞を「異物」と誤認《ごにん》して、免疫細胞が攻撃する病気です。

がん細胞は、攻撃すべき対象ではありますが、なにせ、もともとは自分の細胞ですから、「異物性」「異物の度合い」が低いのです。

たとえば、私ががんになったとして、私のがん細胞を集めて、たとえば小沢一郎さんに注射したとしたらどうなるでしょうか。

小沢さんのカラダの中で、私のがん細胞は生きていけません。まず100％殺されてしまうでしょう。小沢さんの免疫から見て、私のがん細胞は、どうあっても異物に見えるからです。がん細胞は、自分が生まれた患者さんのカラダの中でしか生きていけないのです。

がん細胞は「元自分の細胞」ですから、免疫はときに「がん細胞」を見逃してしまうこともあります。年齢とともに免疫機能が低下してくると、がんに対する攻撃力が弱まり、退治できないケースも出てきます。

ポイント
77
がん細胞は、突然変異によって生まれた不死細胞

高齢者にがんが多い理由は、長年のコピーミスが蓄積《ちくせき》してがん細胞ができやすくなっていること、そして、免疫細胞の機能低下により、がん細胞を殺せなくなってくることです。

どんなに巧《うま》い守備の名手でも、試合に出続けていれば、いつかはエラーをするのと同じです。

「がん」が成長するスピード

こうして、免疫細胞の攻撃をかわし、ある日生まれたたった1つの細胞から「がん」は始まります。細胞分裂によって1個が2個、2個が4個と、倍々で増えていきます。がん細胞の大きさは10ミクロン(1ミリの100分の1)くらいですが、細胞分裂を繰り返して1立方センチメートルになるためには、2の30乗=10億個のがん細胞が必要です。

これは「がん細胞」が1センチ大になるためには、30回も細胞分裂を繰り返さなければならないということで、そのために要する時間は、乳がんの場合でおよそ15年かかります。しかし、1センチのがんが10センチになるのは、10の3乗、つまり、1000倍になることを意味します。1000=2の10乗ですから、10

回の分裂ですみます。30回で15年ですから、1センチのがんは（15÷3＝）5年で10回分裂し、10センチにまで成長するのです。1センチのがんが2センチ大になるのには、一辺2倍、体積（＝細胞の数）で8倍（＝2の3乗）になるわけですから、3回の分裂＝1.5年ですんでしまいます。

がんは、発見される大きさ（1センチ大ぐらい）になるまでは長い時間を要しますが——1つのがん細胞が小さいから——、それからは速いのです。

「がん」に栄養を奪われて衰弱していく

最初にお話ししたように、私たちのカラダの細胞は、本来、死んでいく細胞を補うために、日々細胞分裂しています。細胞分裂には栄養が必要で、しかもエネルギーも手間もかかるので、なるべく細胞分裂したくないのです。

そして、細胞同士は、戦前までの日本の村落共同体のように、仲良く助け合っ

ポイント **78**

がんの成長は、センチ単位になってからが、速い

て生きています。第5章で触れたように、ときには「村（＝カラダ）のために」自分から死ぬ細胞もあります（アポトーシスと呼ばれる現象でした）。

ところが「がん細胞」は、そんなことはおかまいなしに、際限なく増えていく性質を持っています。その様子を顕微鏡で見てみると、大腸菌の細胞分裂にとてもよく似ていることがわかります。

仮に大きなプール一杯に大腸菌のための栄養を入れ、そこにたった1個、大腸菌を入れたとしましょう。すると、大腸菌はプールの中の栄養を食い尽くし、プール一杯に増えていきます。しかし、あふれんばかりに増殖した大腸菌たちは、たった1つの細胞が分裂を繰り返しただけですから、プールの中の大腸菌はすべて同じ大腸菌です。

「がん」もたった1個から始まって、その人の体の栄養を使い切るまで増え続けます。ですから、脳に転移したがんによる「脳ヘルニア」――脳は頭蓋骨に囲まれていますので、がんの塊《かたまり》で圧迫されると、頭蓋骨の中の圧力が上がって、脳の一部が押しつぶされてしまいます――や、肝臓への転移による肝機能障害のような一部のケースを除いて、「がんで死ぬ」ということは、基本的に臓器の栄養不足、つまり「栄養失調」で死ぬということです。

人の正常な細胞が必要とする栄養分を「がん細胞」が横取りし、増殖するため、進行がんや末期がんの患者さんは痩《や》せていくのです。

がん細胞は、自分が生まれた患者さんのカラダの中でしか生きていけませんから、「栄養失調」によって患者さんが亡くなれば、がんも生きていけません。まさに「共倒れ」です。

これは、人類が地球を相手に行っていることに近い気がします。地球の資源を人間が横取りし、人口がどんどん増え、その結果、資源消費量も際限なく増え、やがて資源を使い果たす。また、CO_2などを排出して環境を破壊していけば、地球も人類も共倒れです。がん細胞は大腸菌に似ていますが、「がんの愚かさ」は「人類の愚かさ」に重なるところがあります。

ポイント
79

がんで死ぬことの正体は臓器の栄養失調

がん細胞は原核生物への先祖返り、1万年でも生き延びる

第3章で、大腸菌のような「原核生物」には寿命がなく、栄養があって、焼かれたり踏まれたりしない限りは死ぬことはない、とお話ししました。対して「真核生物」は進化の過程で性を持つようになり、自ら死を選んできたとも述べました。進化とはゼロから始まるものではなく、積み上げていくことが基本なので、真核生物は「死なない遺伝子」に「死ぬための遺伝子」を付け加えて進化してきたわけです。

たとえば、がんの発生に関係している「がん抑制遺伝子《よくせいいでんし》」は「がん化を抑《おさ》える」、つまり「無限増殖を抑える」働きを持ちます。この遺伝子が壊れれば、原核生物のように無限に増殖するがんが発生しやすくなるわけです。

「がん」は、カラダの中で、「無性生殖」による「無限増殖」を行います。大腸菌がプールの中を埋め尽くすように、「がん」も人のカラダの中で、無限に増殖し拡がっていきます。その意味では、「がん」は「原核生物への先祖返り」とも言えるのです。

第3章で、「テロメア（DNAの末端）」は、コピーするたびに短くなっていき、

そのため、細胞分裂の回数に限界があるということをお話ししました。ところが「がん」は、短くなった「テロメア」を、長くすることができるのです！

実は、こんな芸当ができるのは「がん細胞」と「生殖細胞」だけです。「がん細胞」はテロメアを長くすることができるからこそ、細胞分裂の回数に限りがなく、栄養がある限りは死ぬことがないのです。

世界中の実験室で使われている「ヒーラ細胞」というがんの培養《ばいよう》細胞は、アメリカの女性、ヘンリエッタ・ラックスさんの子宮頸《しきゅうけい》がんから採取されたもので、彼女の名前の頭文字を取って命名されたがん細胞です。彼女自身はいまから60年近くも前の1951年にアメリカの病院で亡くなっていますが、「ヒーラ細胞」はいまも生きていて、世界中の研究室で使われています。そして、栄養さえ与え続ければ、1万年でも生き続けるでしょう（その頃まで、人類が存在しているかどうかは疑問ですが）。

ポイント
80 がん細胞は1万年でも生き続ける

「不老不死」は古来、人類のあこがれでした。史上はじめて中国を統一した秦《しん》の始皇帝も、不老不死の「仙薬」を求めて、徐福《じょふく》を蓬莱山《ほうらいさん》(一説には日本のこと?)へと派遣しました。しかし、その始皇帝も50歳を待たずに亡くなります。いかがわしい仙薬が原因とも考えられているようです。

がんで命を落とすのは、私たちのカラダに、招かれざる不老不死の細胞(＝がん細胞)ができるからなのです。無限に増殖するがんの姿を見るとき、人類があこがれ続けた「不老不死」が、自然の姿ではないことが理解できるのです。

「がん」は進化の代償

DNAの情報量が少ない(＝DNAの長さが短い)原核生物では、コピーミスはめったに起こりません。一方、人間の体のDNAは、46本の染色体に分かれていて、きつく巻きつけられたような形状になっています。その長さは全部つなぎあわせると2メートルほどになります。100分の1ミリ(＝10ミクロン)の細胞の中に、2メートルのひもが入っていることを想像してみてください。

人間の体は60兆個の細胞からできていて、その1%ぐらいが毎日死んでいます。そして、その死んだ1%(6000億個)の細胞を補うために、毎日、

6000億個×2メートル＝1兆2000億メートルがコピーされているということになります。1兆2000億メートルとは、地球から太陽への距離のおよそ8倍の長さです。

これほど膨大な量があれば、コピーミスが起こってあたりまえでしょう。もっとも、コピーミスがなければ「進化」もなかったわけで（いつまで経っても正確に同じ生物が複製されるから）、私たちのような、コピーミスをするようにできている生物だけが進化してきたのです。「がん」も細胞分裂の際のコピーミスによって始まります。その意味で、「がん」は「進化の代償」と言うべき細胞なのかもしれません。

ポイント

81

がんになるのは、進化の代償

がんの治療が「がん細胞」を強くする

がん細胞は、たった1つの細胞から始まりますから、カラダ全体に転移した末期の状態でも、すべてのがん細胞は同じ遺伝情報を持っています。これは、日本中、世界中のソメイヨシノが、同じ遺伝子を持っているのと同じです。

しかし、増殖を繰り返していくうちに、がん細胞の遺伝子にも突然変異が積み重なっていきます。その結果、がんが進行すると、がん細胞の間に「個性」が出てきます。

お話ししたように「不老不死」のがん細胞ですが、それでも、正常細胞と同じように自然淘汰《とうた》が起こります。『巨人の星』の主人公・星飛雄馬《ひゅうま》は、父である星一徹に「大リーグボール養成ギブス」なるものを体に装着され、その過酷《かこく》なトレーニングの積み重ねによって、「大リーグボール」という魔球を生み出しました（年齢がばれますね）。

人も細胞も、過酷な環境に置かれたときこそ、鍛《きた》えられて強くなるのは同じです。「がん」にとって過酷な環境――それはまさに「がん治療」です。

がんの進行にともなって、遺伝子の突然変異が積み重なっていきますので、がん細胞の性質に違いが出てきます。「弱いがん細胞」はがん治療に負けて死んでいきます。そのため、腫瘍《しゅよう》マーカーの数字が下がったり、がんが小さくなったりします。しかし、治療に屈することなく生き残る「強いがん細胞」もいます。

ポイント
82
がん細胞は治療に生き残ると強くなる

「がん」は多様性を身につけて、厳しい環境でも、「一族の中でだれか」が生き残ろうとするのです。そもそもがん細胞とは、巨大隕石《いんせき》の衝突や氷河期といった、環境の激変の中でも生き延び、多様に進化してきた私たち自身の細胞から生まれたものだからです。

抗がん剤を投与するとき、最初に「A」という抗がん剤を使ったとします。抗がん剤「A」に対して弱いがんは死に、「A」に負けないしぶといがんは生き残ります。次に抗がん剤「B」を投与したとき、同じように「B」に対して弱いがんは死に、強いがんは生き残ります。このように、抗がん剤で治療をすればするほどがん細胞は淘汰《とうた》され、生き残ったがん細胞は鍛えられて強くなっていきます。

ですから、がんの治療は最初が肝心なのです。まだ「がん」が鍛えられていない最初の段階で、完全に退治するのが一番というわけです。

これは「抗がん剤」治療に限ったことではありません。「がんにとって過酷な環境」は放射線治療でも手術でも同じことです。一度、放射線治療を行ったあとに再発した「がん」には、その後の放射線治療が効きにくくなります。

がん細胞、生き残るための巧妙な手口

さらに「転移したがん」はもっと強力です。ある人のカラダに「乳がん」ができたとします。乳がんですから、自分の生まれ故郷である「お乳」が居心地がいいわけですが、がんが大きくなると、その居心地のいい場所も手狭《てぜま》になり、食糧（栄養）も足りなくなってしまいます。

細胞はすべて、血液から栄養や酸素をもらって生きています。脳の血管、肝臓の血管など、臓器ごとに血管が用意されています。しかし、がんを養う血管などもともとありません。ですから、がんが分裂を重ね大きくなり始めると、がん細胞には栄養や酸素が足りなくなります。

この「飢饉《ききん》」を生き延びるため、がんは巧妙な手口を使います。がん細胞は、血管新生因子《けっかんしんせいいんし》という物質を放出し、がん専用の新しい血管（＝腫瘍《しゅよう》血管）を作らせて、周囲の血管から血液を引いてくるのです。

しかし、外から血管を引き込んでも、がん病巣《びょうそう》（がん細胞のかたまり）の内側

の細胞には「食糧」は行き渡りません。すると、がんは、しぶしぶ「新天地」を求めます。これが「転移」です。

転移は、まるで、人口が増えて母国が手狭になると、新天地を求め大海原に出て行った大航海時代の勇敢な人々のようです。

転移病巣（転移した先のがんのかたまり）も、大きくなっていけば、同じような「食糧難」が起こります。すると、また、転移を起こすという具合に、がんは全身の臓器に「植民地」を作っていくのです。

さて、話を「乳がん」に戻します。「お乳」という母国が窮屈《きゅうくつ》になってしまった乳がんは、大海原ならぬ血液の海に乗り出して骨などに転移します（これを「骨転移《こつてんい》」と言います）。本当は「乳がん」も居心地のいい「乳」から転移などしたくはないのですが、食料がない以上、いたしかたありません。

骨には、骨を作る細胞（骨芽《こつが》細胞）と壊す細胞（破骨《はこつ》細胞）があり、この2つ

ポイント
83 新たな住み処を求めて、がんは次々に転移する

が絶妙のタイミングで骨を作ったり壊したりしてバランスを保っています。しかし、「骨」は、そのままでは堅《かた》くて住みにくい。がんにとって、新たな試練です。するとなんとクレバーなことか、がん細胞は骨を壊す破骨細胞に「もっと骨を壊せ」という指令を出して、骨を壊すようにしむけるのです（実際には、破骨細胞を刺激するサイトカインという化学物質を放出します）。

このがんからの指令によって、壊れてやわらかくなった骨は、がんにとってはフカフカのベッドです。こうして乳がんは、骨を安住の地に変えて、さらに増殖していくのです。

転移したがんは完治がむずかしい

なお、がんが転移すると、完治はむずかしくなります。早期のがんの治療は、鳥かごの中の鳥を捕《つか》まえるようなもので、比較的簡単です。リンパ腺《せん》にまで転移したような、ある程度進行したがんは、鳥が鳥かごから出て、部屋の中を飛び回っているようなものです。鳥かごに入っているときよりは大変ですが、がんばれば捕まえられるでしょう。

転移したがんは、鳥が部屋の窓から外に出て行った状況に似ています。こうなると鳥を捕まえることはむずかしくなります。それでも、たまたま鳥が部屋に戻ってくる可能性はゼロではありません。気がついたら、鳥が自分から、かごの中に入っていることだってあり得なくはないでしょう。

これが、末期がんからの「奇跡の生還」です。がんが治るかどうかは、結局は確率的なものですので、奇跡はつねにあり得ます。その点では、大逆転の希望はいつもありますが、外に出て行った鳥が鳥かごに戻ってくるような奇跡は、望んで得られるものではありません。

忘れられない初恋の人に、駅前などでばったり出くわしたという話を聞いたことがあります。まさに、奇跡です。しかし、みんながみんな、こういう「奇跡」を経験するわけではなく、よほど運のよい人に限られています。そして、ばったり出くわすのではなく、あてもなく探し回るとしたら、青い鳥を求めるようなもの、普通じゃないと言われてもしかたありません。転移したがんは、これと同じ

ポイント
84
転移したがんは「部屋の窓から出て行った鳥」

で、治らない確率が高い状態というのが正確な表現です。

初回の治療に失敗してがんが転移すると、例外はあるものの、治癒《ちゆ》はむずかしくなります。この点で、がん治療は、転移が出る前の最初の治療が重要で、一発勝負、敗者復活戦なしの闘いと言うべきなのです。

がんの再発・転移は、限られた栄養を、正常細胞と増殖するがん細胞とが奪い合う一種の「椅子とりゲーム」のようなものです。ゲームのルールとしては単純ですので、がんは物理・数学的にとらえることが可能です。つまり、物理法則に相当する「公式」が成り立つことになります。

再発・転移があると、多くの場合には、症状がなくても数年のうちに死が定められます。これは本当につらいことですが、命に限りがあるのは生き物の定めです。がんであろうとなかろうと、またたとえ、がんが治っても、人間の命には限りがあります。

それでも、がんは緩《ゆる》やかに進行する病気です。再発しても、数ヵ月から多くの場合は数年の猶予《ゆうよ》があります。心臓病や事故と違って、「人生の総仕上げの時間」を与えてくれるのです。元気なうちに余命を知ることができるのは、つらいけれども、がんの（なけなしの）長所かもしれません。

江戸時代、「がん」は「乳がん」しかなかった

さて、がんは進行すればするほど、そして、治療すればするほど鍛えられ、強くなっていきます。逆に言えば、あまり治療をしなければ「がん」は鍛えられることはなく、住み処《か》であるその人のカラダに牙を剝《む》かないこともあるのです。実際、ご高齢などの理由で治療をせずに放置した場合、がんが進行しても、案外、症状は出ないものです。

レントゲンもCTも、およそ検査する術がなかった江戸時代、がんは「乳がん」しかありませんでした。カラダの表面に見えるものしか見つけられなかったからです。この時代にも、肺がんや胃がんがなかったはずはないのですが、見つける方法がなかったために、がんと「老衰」の区別はつけられなかったのでしょう。

見方を変えれば、この時代、治療の術もなかったわけですから、がんが鍛えら

ポイント
85
がん治療は、一発勝負・敗者復活戦なしの闘い

れることはなく、それほど人々は苦しまずにすんだのではないかと思います。

余談ですが、『四谷怪談』のお岩さんは、頬の奥にできる「上顎《じょうがく》がん」だったと思われます。当時としては非常に珍しいがんでした。この時代、がんは〝堅《かた》いもの〟という意味で、「岩」の字が当てられていました。「お岩」というネーミングは、これに由来するのではないかと思います。

また、英語ではがんを〝cancer〟と言います。cancerとはカニ（蟹）のことです。がんは細胞分裂のスピードが速いために、細胞と細胞のあいだにすき間がなく密度が高いために、「カニの甲羅《こうら》のように堅い」という意味で、cancerと呼ばれているのです。日本における「岩」のネーミングと同じ発想です。

がん細胞を「治療」という厳しい環境下に置くことによって、がんはより強力になります。皮肉なことですが、「がんの治療」によって「がんによる死」が痛く、苦しいものになってしまうとも言えるのです。

以前はがんの告知をしなかった

私が医者になった25年前、「がんの告知」はほとんど行われていませんでした。たとえば、「肺がん」の患者さんに放射線治療を行うときは、「肺にカビがはえた

「肺真菌症《しんきんしょう》」ですね」と嘘の病名でごまかして、「カビがはえたから、光を当てましょう」といった説明をしていました。

しかし、これでは「いい治療」はできません。いい治療とは、医師や看護師と患者さんや家族が1つのチームになって、患者さんにとって最良の治療を行うことだと思います。患者さんに嘘の病名を告げているようでは、お互いのあいだにズレが出てしまい、信頼関係は築けません。

あるとき、「カビに光を当てましょう」と説明すると、患者さんの奥さんに「先生、まさか、肺がんではないのですか？」と訊かれたことがありました。そのとき、患者さん本人は奥さんを制して、「そんなことを訊くもんじゃない。がんの治療だと聞いてショックを受けないように、自分に配慮してくださっている先生のお気持ちがわからないのか」とたしなめられました。

中にはこのような患者さんもいましたが、ほとんどの患者さんは「肺にカビが

ポイント 86

がんを治療することで、がんの症状も強くなる

……」を真に受け、信じて治療を受けていました。これではいけないということで、「告知をしよう」という運動が盛んになり、私自身も「告知」を肯定してきました。

余命告知で、死の受容が表舞台に

しかし、現在の状況は、「告知のしすぎ」ではないかと思っています。「告知」の目的は、患者さんにとってベストの治療を行うことです。しかし、医者の責任回避のために「告知」が行われている面もあるように思うのです。

初対面に近いような患者さんに対して、「がんが肝臓に転移しています。余命は3ヵ月です」と、カーテン1つで区切られた大部屋の診察室で告知する若い医師も少なくありません。これでは患者さんのショックはあまりに大きく、耐えきれないのではないかと思います。

たしかに、医師は忙しい。がん治療の現場にいる人間の1人として、患者さんにすべての情報を1回で告げてしまうことが効率的なのはわかります。しかし、これではあまりに性急です。

「余命」の告知に関しても、疑問を感じています。仮に「2年ぐらい」と考えたとしても「半年」と短く言うような傾向にあるからです。「2年」と言って、もし1年で亡くなったら、遺族に訴えられるかもしれない、医師にそんなムードがないとは言えません。

逆に「半年」と告げた患者さんが「2年」生きられたら、その医師は「名医」になれるのです。余命を予測することは決して簡単なことではありません。ですから、医者と患者さんの関係が悪くなると「余命」が短くなってしまいます。

私が告知する場合は、何回かに分けて、少しずつ伝えていくようにしています。「気になる影がありますね」「がんの可能性があります」「転移している可能性があります」というふうに、少しずつ時間をかけて、段階を経《へ》ていけば、そのあいだに患者さんも心の準備をする時間ができると思うからです。

患者さんや家族につらいことを伝える場面では、医師の技量といいますか、人生経験や想像力、つまりは「人間力」が試されます。「余命」に関しても、だれかれかまわず告げることがいいとは思いません。しかし、残された時間が少ない

ポイント 87

告知は、ゆっくり時間をかけて、少しずつ

と知ったことで、その患者さんの時間の使い方がより充実したものになるのであれば、それは「告知する意味」があると思います。

がんは、ゆっくりと徐々に「死」に向かっていく病気です。それゆえ、「死ぬ」ということ、人生の「残り時間」の問題が、否応なく、突然、表舞台に引っぱりだされることになります。高齢者が増え続ける限り、がんという病気も増えていきます。だとすれば、突然のように「余命」を告げられ「死」を意識しなければならない人も増えていくはずです。

「余命」を告げられたとき、その事実を冷静に受け止め、静かに「死」を迎えることは、信仰や共同体などの「死に支え」を持たない現在の私たちには、とてもむずかしいのではないでしょうか。

がんは遺伝しない

がんを遺伝と誤解している人が多いようです。「親族にがんの人が多いから、うちはがん家系」と公言する人もいます。しかし、遺伝的な理由によってできる「家族性腫瘍《しゅよう》」と呼ばれるがんは、がん全体の5％に過ぎず、ほとんどのがんは遺伝ではありません。

ポイント
88
がんになる原因は、遺伝ではなく生活習慣

がんになるのはむしろ、遺伝より生活習慣に原因があります。遺伝子のコピーミスや免疫力の低下を招くような生活習慣が、がんになる人を増やしています。ですから、がんで死なないためには、まず「がんにならない生活習慣」が大切です。では、がんにならない生活習慣とは、どんな生活習慣でしょうか？

第一に「禁煙」です。喫煙者はタバコを吸わない人に比べ、がんになる確率が1.6倍も高くなります。タバコを吸う男性が、吸わない男性にくらべて喉頭《こうとう》がんになる確率は33倍、肺がんで4.5倍、食道がんで2.3倍になると言われています。他には膵臓《すいぞう》がん、肝臓がん、胃がんのリスクも高まります。

また、タバコは本人だけの問題ではありません。自分が吸わなくても、周囲に喫煙者がいれば「間接喫煙」「受動喫煙」になって、がんになるリスクが20〜30％も増えると言われているのです。1日1箱以上タバコを吸うご主人の奥様は、肺がんの危険が2倍に高くなります。

タバコの根本には、フィルターがついています。ここで、発がん物質などを濾《ろ》過《か》します。一方、奥様が吸う煙はフィルターを通っていません。それどころか、タバコの煙は、温度が下がると発がん性が高まるのです。つまり、奥様が吸い込む煙の方が、発がん性が高いことになります。

もし、家族をがんにしたくないのなら（もちろん自分も！）、タバコはすぐにやめるべきです。ちなみにがんは女性よりも男性に多い病気です。それは、喫煙率の差によるものと考えられます。それほど、タバコはがんを招く大きな原因になるのです。

がんになるリスクはゼロにできない

二番目に気をつけたいのは「お酒」です。口腔《こうくう》がん、咽頭《いんとう》がん、喉頭《こうとう》がん、食道がんなどは「アルコール関連がん」とも言われます。とくに、お酒で顔が赤くなる人は、そうでない人と比べて、たとえば、食道がんの危険は10倍くらい高くなります。

厚生労働省の研究結果によると、日本酒を1日平均2合以上（3合未満）飲む男性のがんになるリスクは1.4倍、1日平均3合以上飲む男性では1.6倍になりました。ちなみに、日本酒1合はビールなら大びん1本分、ダブルのウィスキーで1杯分にあたります。

タバコと飲酒の両方を好む人は最悪で、大腸がんを例にすると、1日平均2合以上のお酒を飲んで、タバコを吸う男性は、両方やらない人に比べて発症率が3倍にもなります。

適度な飲酒はストレス解消やリラックスに役立ちます。それでも、日本酒なら1日に2合までに控え、週に1日は休肝日をとるように心がけたいものです。

三番目は「食事」です。動物性脂肪である肉類と塩分を控えめにして、野菜や果物をとり、バランスのよい食事を心がける——これはメタボリックの予防と同じですね。カロリーが控えめで、野菜をたくさんとれる和食が理想ですが、塩分を控えめにしましょう。

四番目には「適度な運動」があげられます。これもメタボリックの予防にも通

ポイント 89

自分が吸うタバコが家族をがんにする

じるのですが、適度な運動は肥満の防止に役立つだけでなく、大腸がんや乳がんのリスクが減るというデータがあります。毎日ジムに通って大量の汗を流すような激しい運動とは言いませんが、無理なく続けられるウォーキング程度から、生活の中に取り入れていってほしいと思います。

「がんは遺伝ではない」とお話ししましたが、一家全員ががんというと、「がん家系」と思ってしまいます。しかし、よく聞いてみると、お父さんが家でやたらにタバコを吸っている、といったケースが多いのです。一見、がん家系と思われても、「がんになりやすい生活」を知らない間に受け継いでいる場合が多いはずです。

「禁煙」「適度な飲酒」「野菜中心の食事」「運動」、残念ながら、これらすべてを実行しても、がんになるリスクはゼロになりません。もちろん、これらの生活習慣を実行すれば、がんになる確率を半分ぐらいに減らすことはできます。そういう意味では予防策は重要なのですが、どんなに気をつけていても、がんになる確率はあります。現実にこれらすべてを実行し、健康に気を配ってきたのに、がんになってしまった患者さんも少なくありません。

男性の場合、がんの原因が10あるとすると、3がタバコ、3がタバコ以外のすべての生活習慣です。残り4はなにか？　「運」です。つまり、聖人君子《せいじんくんし》でもがんになる可能性があるのです。

ですから、ヘビースモーカーでもがんにならない「幸運な」人もいれば、聖人君子でもがんになることもあるのです。しかし、ヘビースモーカー100名と聖人君子100名を集めて、がんになった人の数を数えれば、比べものにならないほど、ヘビースモーカーにがんが多いのです。

ポイント
90
「聖人君子」でも、がんになる

異様に低い日本のがん検診受診率

がんの半分が治癒《ちゆ》する時代になりましたが、「がん＝死」のイメージを持っている方が大半です。しかし、実際は、まだ早期の段階で発見し、治療すれば、90%ぐらいは治ります。早期胃がんを手術すれば、ほぼ100%完治します。

がんが検査で発見できるのは、1センチぐらいの大きさになった時点。乳がんの場合、早期がんは2センチ以下のものと定義されていますから、1ミリの乳がんも早期乳がんです。しかし、1ミリのがんは、検査ではわかりませんし、針で細胞もとれません。つまり、診断できる早期乳がんは、1～2センチのものなのです。

そして、1センチの乳がんは、1年半で2センチの大きさに育ちます。つまり、この1～2年だけが、早期乳がんを発見できる時間ということになります。

そこで、現在、検診の有効性が確認されている5つのがん（胃がん、肺がん、大腸がん、乳がん、子宮頸《しきゅうけい》がん）に関して、定期的ながん検診がすすめられています。受診年齢は、女性の子宮頸がんが20歳以上、他は40歳以上が対象です。「胃がん」「大腸がん」「肺がん」は年に1回、女性の「乳がん」「子宮頸がん」は2年に1回を基準としています。検診は自治体ごとに実施されており、がんの種類や対象年齢、費用なども異なりますが、おおむね5つのがんに関しては、同じような内容で実施されています。

ところが、日本では、この「がん検診」の受診率が極端に低く、せっかくの早期発見のチャンスを生かせていません。

2007年のデータによると、乳がんの受診率は20％、子宮頸がんは21％に過ぎません（ちなみにイギリスでも、アメリカでも、乳がんは70％以上、子宮頸がんは80％近くの女性が受診しています）。

早期がんでは症状はありません。症状が出ればすでに進行がんです。ですから、症状がないうちに定期的に検査を受けなければ、早期がんを発見することはできません。つまり、「がんの早期発見＝がん検診」なのです。

いまお話ししたように、欧米で８割近く行われているがん検診が、日本では２割しか行われてません。このことは、がんと診断される方の中で、欧米では早期がんが多く、日本では進行がんが多いことを意味します。実際、先進７ヵ国の中で、がん死亡が増え続けているのは日本だけです。大きな原因は、がん検診受診率の差と言っていいはずです。

さすがに厚生労働省も現状を見るに見かねて、検診の受診率を上げ、「がんによる死者」を減らそうと動き出しています。２００９年度には、40歳など節目の

ポイント
91 がん検診の受診率、欧米で8割、日本では2割

年齢の女性に「乳がん」と「子宮頸がん」の無料クーポン券が配布されました。

一方、企業で働く会社員の「がん検診受診率」を上げようという国家プロジェクトも進行しています。これは、企業にとって財産である「人財」をがんで失わないように実施されているもので、通称「がん検診企業アクション」と言い、私もアドバイザリーボードの議長として参加しています。

がんで死なないためには、まず、がんにならない生活習慣を心がけ、実行すること。そして、万が一、がんになった場合でも、検診を受けて早期に発見し、治療すること。この二段構えの対策で、がんで死ぬ確率は大幅に小さくなります。

緩和ケアの必要性——痛みはとった方が長生きする

がんで死にたい人はいないでしょう。上に述べたことをできるだけ実践して、がんで死なないようにしていただきたいと思います。元気で長生き、これが一番です。

しかし、いまだにがんの患者さんの半数近くが命を落としています。そして、死に向かう患者さんへの医療が、日本ではほとんど行われてきませんでした。

これまでの日本のがん治療の現場は、治癒率を少しでも高くすることにだけ力を注いできました。まさに「勝ち負け重視」の医療です。しかし、むしろ、死に直面し、症状に苦しむ患者さんにこそ、最高の医療が提供されてしかるべきです。

そもそも、西洋医学の出発点は中世の修道院にあります。そこでは、修道女たちが貧者や病人の世話をしました。ケアこそが、医療の出発点だったのです。このケアを土台に、近代になって医学・医療・技術が進歩したことから、病気の「治癒」が得られるようになりました。

この「治癒」という言葉は、「治す＝キュア」と「癒す＝ケア」の2つの動詞から成り立ちます。完治の前提としてケアが必要だと考えるべきです。実際、病院には、医師だけでなくナースが必要なのです。

「もうやれることはありません」などと言う医者がいますが、がんがもう治らないとわかってからも、医療には大きな役割があります。「緩和ケア」です。緩和ケアとは、患者とその家族の生活の質をよくするための手段です。緩和ケアは、

ポイント
92

がん対策は、生活習慣改善と、定期的ながん検診の「二段構え」

末期がん患者に提供されるものとは限りません。がんによって起こるさまざまな問題を解決しようとする医療であり、早期がんでも必要となる場合があります。容赦《ようしゃ》のない告知で傷ついた心のケアなども含まれるでしょう。

がん患者や家族の生活の質を損《そこ》なう原因は、からだの症状の他に、心の問題、経済的問題、家族の問題、魂《たましい》の問題など、さまざまなものがあります。その中でも、痛みの問題は非常に重要です。まず痛みをとることが、緩和ケアの第一歩なのです。

けがややけどをすると、人は手や足を引っ込めたり、かばう動作をしたりします。この場合、痛みは危険信号の役割を果たしています。しかし、がんによる痛みにはそのような意味はなく、全く無用なものです。がんによる痛みを我慢していると、痛みの感覚に敏感になったり、鎮痛薬《ちんつうやく》が効きにくくなったりします。また、食欲が落ちたり、眠れなくなったりなど、体力を落とす原因になります。がんによる痛みは早く除去するに越したことはありません。

治療を早期に開始するためには、自分の痛みの症状を、医師や看護師に上手に伝えることが大切です。そして、我慢しないことが一番大事です。実際には、モルヒネなどの医療用の麻薬を、飲み薬や貼り薬などの形で定期的に使うことが基本で、中毒になったり、効かなくなったりすることはありません。死期を早めるという誤解もでたらめで、痛みをとった方が長生きする傾向があります。

がんの痛みに代表されるカラダの苦痛の他にも、不安やうつ状態などの心の苦痛、仕事や家庭やお金の問題といった社会的な苦痛、人生の意味や自分という存在そのものに関係するスピリチュアルな苦痛など、がん患者さんの苦痛は多様です。緩和ケアでは、これらを「全人的な苦痛」としてとらえ、家族を含めて支えようとします。

しかし、日本人1人あたりの医療用麻薬の使用量は米国の20分の1程度で、世界平均以下、先進7ヵ国の中で、これまた最低です。がんの痛みは激烈で、痛みがあると、その他の重要な問題が見えなくなってしまいます。まだまだ日本では、「全人的な苦痛」が正面から論じられずにいるのです。

なお、がんの痛みをとった方が延命する傾向もありますから、日本のがん患者

ポイント 93
痛みをとるのが、緩和ケアの第一歩

さんは、痛みに耐えるだけでなく、命の時間もソンしていることになります（二重のソン）。

また、日本では、緩和ケアを、事実上がんに限定しています。がんだけを「死に至る病」と考えている証拠です。しかし、あたりまえですが、人間はすべて死にます。大脳を進化させた人類にとって死は恐怖であり苦悩の源泉ですから、緩和ケアは「すべての死」に必要な医療と言えるのです。

がんによる死亡が増え続けるわが国でも、「がん対策基本法」の制定後、ようやく緩和ケアが普及しつつあります。今後さらに緩和ケアが進み、がん患者さんが肉体的な苦痛から解放されれば、死の恐怖と苦悩が、まさに人生最後・最大の関心として、私たちに重くのしかかってくると想像しています。

私たちは、これから本当の意味での死への恐怖と向き合うことになります。それはまた、ゆっくりと迫り来る「時間」の壁を、否応なく実感させられることを意味します。死の恐怖のフロントランナーとしての日本人の苦悩が、浮かび上がってきます。

間奏

人はどのように
がんで亡くなっていくか

仮想「闘病記」の意味

現代の「がん死」のある典型をお伝えしようと思います。「死を忘れた日本人」にとって、がんであれ何であれ、人が亡くなっていく実態・プロセスを見聞きする機会はほとんどないと思います。ご家族が入院された場合でも、患者さんご本人の折々の心情をつぶさに聞き出すのは、むしろ困難かもしれません。

そこで、進行性の食道がんと闘ったある医師が、食道がんで亡くなるまでの経過とその心情を日記風に描いてみました。私自身の日記ではあまりに感情移入が強くなりそうなので、63歳の整形外科勤務医の立場をとっています。医療のあり方や患者の思いを、やや批判的な視線も織り交ぜて描きました。

私自身が経験したさまざまな看取りを下敷きにしたものですが、もちろんあくまでフィクションです。実際の経過は、がんの種類や患者さんごとに個性を持ったものになります。

死亡日を「Day 0」として、420日前の「Day −（マイナス）420」から日記は始まります。

Day −420

今日、主治医から食道がんの宣告を受けた。青天の霹靂《へきれき》。3ヵ月前から、ワインを飲むとしみるような感じがしていた。もともとウェイトオーバーで、逆流性食道炎（注：おなかの脂肪などによって胃液が食道に逆流して、食道に炎症が起こる病気）があったので、そのせいかと思っていた。

この3年、胃カメラをしていなかったのが悔やまれる。でも、ほんとうにオレはがんなのか？　病理検査のプレパラートを取り寄せて、大学の後輩の病理医にもう一度診てもらおうと思う。

ポイント

94 がんとの闘いは、がんの種類や患者さんごとに個性を持っている

Ｄａｙ－４１２

後輩の病理医からメールが来た。「扁平上皮癌《へんぺいじょうひがん》、「正真正銘の食道がん」」だとさ。いい気なもんだ。あいつはヘビースモーカーだったはず。畜生、なんでオレだけががんになったんだ！

Ｄａｙ－４０６

タバコを吸わないオレが食道がんになったのは、酒のせいかもしれない。タバコは吸わなかった。タバコと酒をいっしょにやるのは最悪と知っていたが、酒だけならさほど悪くない。そんなふうに思い込もうとしていたのだろう。仕事以外に趣味もなく、息抜きは酒くらいだったし。

去年からのどに違和感はあった。でも、いつも診療に追われていたし、いつも疲れ切っていたし、いつも風邪気味だったんだ。まさか食道がんとは！　一番恐れていた食道がんとは！

かなり進行している（3期）とは言え、幸い転移はないらしい。がんは最初の治療が勝負で、基本的に敗者復活戦のない一発勝負だ。再発だけは避けたい。選択肢は「手術」か「化学放射線治療」（注：抗がん剤と放射線治療を同時に使う治療法）だ。手術が確実だと主治医が言うが、正直、気は進まない。

Ｄａｙ－３９８

ずいぶんと迷ったが、化学放射線治療を選ぶと主治医に伝えた。手術では開胸《かいきょう》のほかに、開腹《かいふく》して胃を管にして、首を切って咽頭につなぐ。こちらが標準治療だし、術死もほんどないと言われた。しかし、手術は8時間。なにかあったら、それまでだ。放射線治療は6週間かかるというが、ダメでもすぐに死ぬことはないだろう。

Ｄａｙ－３９３

しかし、「癌」、ほんとに嫌な言葉だ。とくに「がん」という響きの悪さはなんだ。だれだ、癌なんて言葉を作ったやつは！

死の恐怖。正直、コワイ。さきほど、妻に食道がんのことを告げたら、泣いてくれた。よかった。平気な顔をされたらどうしようと思っていた。少し恐怖がうすれた気分。家のローンもあるし、2人の娘も大学生だ。まだ、死ぬわけにはいかない。少しだけ、ウィスキーを飲んでしまった。

Ｄａｙ－３８５

がんと宣告されて1ヵ月以上経っている。転移はないだろうか。

明日から入院だ。しばらく飲めないと思い、ずっととっておいた1990年のChâteau La Tourを空けてしまった。でも、がんが進む気がして、半分でやめた。もったいないことをしてしまった。

Ｄａｙ－３８４

今日から入院。個室は1泊2万もするので2人部屋。それでも1泊5千円。一ヵ月だったら15万。医療費の個人負担よりずっと高い。がん保険に入っていなかったことを悔やむ。

主治医と面談。自分でも笑ってしまうが、ベッドの上で正座してしまった。放射線治療は6週間、平日毎日。抗がん剤は1週目と5週目だけ行うとのこと。整形外科だったオレは、ほとんどシロウト同然。ひらすらペコペコするだけだった。

ポイント
95

「家のローンもあるし、2人の娘も大学生だ。まだ、死ぬわけにはいかない」

Day－383
入院2日目。昨日から早速、治療が始まった。抗がん剤の点滴は5日間ぶっ通しだ。いまのところ、心配した吐き気もほとんどない。
放射線治療は、初回の昨日は30分くらいかかったが、今日は10分。照射されている時間（機械から音が聞こえてくるだけだったが）は1分程度だった。何も感じない。女性の技師さんが美人だったなあ。
久しぶりに酒を飲めなかったせいか、昨日は眠れなかった。今晩は睡眠薬をもらおう。
Day－380
今日で抗がん剤は一時終了で、退院。しかし、昨日から嘔吐《おうと》は止まらず。つねに吐き気がある。言ってみれば、自分史上最悪の二日酔。それでも、退院しろと言われる。次の入院患者がいるそうだ。
Day－373
抗がん剤がカラダから抜けてきたせいか、少し食欲が出てきた。今週は放射線治療だけだから、それほどきつくはない。
今日は自分が勤める病院にも顔を出してきた。みんな「元気そうね」と言う。「つらそうね」と思っても、口にはできないだろうが。

Ｄａｙ－３５９

治療開始後、４週間経過。ノドが痛い。食べ物が食道を通るときには、激痛だ。主治医に電話したら、やはり放射線による食道の炎症だと言う。こっそり酒を飲んでいるせいかもしれない。もっとも今週は、飲む気力もないが。

Ｄａｙ－３４９

今日から2回目の入院。食欲は全くない。というより、痛みで食べ物がのどを通らない。だるくて仕方がないので、点滴をお願いした。すっかり病人になってしまった感じだ。

Ｄａｙ－３４５

治療はすべて終了。ともかく、よくがんばった。ただし、食欲はゼロ。このまま少し入院させてもらうことにする。

ポイント
96

「みんな「元気そうね」と言う。「つらそうね」と思っても、口にはできないだろうが」

Day －315

退院して2週間。かなり食欲も出てきた。今日は、退院後はじめての外来受診だ。内視鏡検査をした。がんは明らかに小さくなっている。というより、ほとんどわからない。食道の粘膜は真っ赤に炎症を起こしている。これでは痛いわけだ。来週から病院の業務に復帰する。多少不安はあるが、いつまでも休んではいられない。医師不足の中規模病院では、65歳近い老体でも役に立つらしい。

Day －300

PET検査の結果、がんは消えている。腫瘍《しゅよう》マーカーも順調に低下している。バンザイ！　苦労が報われた。さらば、食道がん！　二度と顔を見せるなよ！

Day －291

週刊誌を読んでいたら、酒で顔が赤くなる人には食道がんが多いと書いてあった。東洋人の3人に1人は酒で顔が赤くなるらしいが、これはエタノールから作られるアセトアルデヒドを分解する酵素が足りないためだ。そして、このアセトアルデヒドに発がん性があるため、顔が赤くなる人が酒を飲むとがんのリスクが高くなるらしい。もっと早く言ってくれよ。

Day －272

今日の採血の結果、腫瘍マーカーが若干上がっていた。誤差の範囲だとは思うが、気持ちのいいものではない。

Ｄａｙ－２４５

今回も腫瘍マーカーは上がっていた。再発？　考えても仕方がないが、心配だ。だれにも相談できないのがつらい。妻は「治療は大変だったけどうまくいったわね。運があるのよ」と言っている。心配させるわけにはいかない。

主治医は、万が一がんが残っているようなら、手術も検討の余地があると言っていた。冗談じゃない。あんな思いをした上に、また入院なんて。ともかく、しっかり検査をして、白黒をつける必要がある。

Ｄａｙ－２２８

検査結果の説明があった。内視鏡の結果はＯＫ。しかし、ＣＴ検査の結果、リンパ節にあやしい点があるらしい。見せてもらったが、よくわからない。経過を観察

ポイント
97
「冗談じゃない。あんな思いをした上に、また入院なんて」

することになった。要するに、現時点ではよくわからないということ。シロに近いグレーか？　クロに近いグレーでないことを祈る。

このところ、腰が痛いのが気になっている。少しがんの勉強もしてみよう。

Ｄａｙ－２１０

ＰＥＴ検査で、食道のがんが消えたと思って有頂天《うちょうてん》になったが、ＰＥＴ検査も小さな病巣は見つけられないようだ。たしかに食道がんは小さくなった。ひょっとしたら消えてしまったかもしれないが、小さなリンパ節転移などは発見できないこともあるようだ。落胆。

Ｄａｙ－１９５

仕事をしていても、再発のことが頭をよぎる。死ぬのはコワイ。先日の週刊誌の記事を見てから、酒もあまり飲む気がしなくなった。食事も、肉はやめて魚と野菜だけにしている。恥ずかしながら、すっかり聖人君子だ。

Ｄａｙ－１７９

今日、ＣＴ検査と骨シンチグラフィーを受けた。再発!!　縦隔《じゅうかく》（注：縦隔は左右の肺にはさまれた部分）リンパ節転移と多発骨転移《たはつこってんい》（注：多発は複数の箇所の意）。訊いてもいないのに、主治医は余命６ヵ月と告げた。あと半年の命だと。本当だろうか？

腰が痛いだけで、あとは元気なこのオレが、半年？　ウソに決まってるだろ！　さっき妻に話したら、「そんなはずはない、絶対治して」と凍り付いたような表情だった。「病院を変えて、手術でも最新の遺伝子治療でも、何でもして！」と言われた。

転移があるのだから、手術は意味がないだろう。免疫療法などどうなのだろう。酒も控えているので眠れない。このところ睡眠薬を常習するようになっている。

Ｄａｙ－１７５

妻とセカンドオピニオン用の紹介状をもらいに行った。抗がん剤をすすめられたが、延命効果を訊くと３ヵ月くらいとのこと。なんでも数字で言うのはやめてほしい。ちょっとはこっちの身になってくれよ、と言いたい。「癌、告知、余命、壮絶」、こんな言葉は大嫌いだ。

ポイント
98

「なんでも数字で言うのはやめてほしい。ちょっとはこっちの身になってくれよ」

Ｄａｙ－１７０

大学病院のセカンドオピニオン外来に行ってきた。１時間2万円も払って、「主治医の先生の言う通り、抗がん剤がベスト」だと。妻は「余命6ヵ月と言われたんですが」と訊いたが、返事は「まあ、常識的な数字じゃないですか」。こいつら、冷血動物か！

Ｄａｙ－１６０

抗がん剤の治療を開始した。前回はシスプラチンと5-FU（ファイブエフユー）を使ったが、今回はタキソテールという薬だ。劇的な効果が出ることを期待する。

Ｄａｙ－１３９

タキソテールの2回目。副作用か、カラダがだるい。爪も黒ずみ、髪も抜けてきた。白血球も減っている。ただし腫瘍マーカーは減少に転じた！　効果あり。帰宅後、妻が赤飯を炊いてくれた。感謝。

Ｄａｙ－１２５

週3回、外来だけ担当してきたが、もう続けられそうもない。今日も患者に、「先生、大丈夫？」と心配された。たしかに、爪は真っ黒、頭はツルツル（剃っているせいもあるが）、おまけに足がむくんで、手もしびれてきた。明日、院長に長期休暇をお願いしよう。

Ｄａｙ－１１８

体調は最悪。それでも、這うように病院に行ったが、抗がん剤点滴の前の血液検査でアウト。白血球が１１００と減っている。熱もあるので感染が心配とのこと。白血球を上げるグランを皮下注射。

でも、腫瘍マーカーはさらに低下。帰宅後、腫瘍マーカーをグラフにして妻に見せたら、泣いて喜んでくれた。いままで仕事ばかりで、２人で話すこともほとんどなかったが、最近はがんが共通の話題だ。がんに感謝？

Ｄａｙ－１０９

食事がとれない。ショックを受けるといやなので、体重計には乗らないようにしていたが、さっき計ったら53キロ。１年前より20キロも減っている。

若いころからのテーマだった、「Osteoporosis（骨粗鬆症《こつそしょう》）の高解像度ＣＴ画像

ポイント
99

「2人で話すこともほとんどなかったが、最近はがんが共通の話題だ」

による定量化」の仕事も論文にしたいが、がんを治してからだ。

Ｄａｙ－97

タキソテール３回目を無事行う。腫瘍マーカーは前回とほぼ同じ（正確には６上昇）。効かなくなっている？　いやな予感。ＣＴを予約。

主治医には話していないが、サプリメントも先月から使っている。アガリクスとプロポリスとＡＨＣＣ。しめて、月に15万円也。病院の支払いは１回３万円くらいだから、ずっと高い。

娘の学費は２人で年間１５０万円。まだまだお金がかかる。死ねない。

Ｄａｙ－90

余命６ヵ月と言われたが、昨日で３ヵ月経過。ＣＴでは、リンパ節と骨の転移は小さくなっているものの、肝臓に数個の転移がありそうだと。

その上、主治医から「タキソテールは効かなくなっている。もう使える抗がん剤はない」と宣告された。同席した妻は泣き崩れた。ひどい言い方だ。本当に「余命３ヵ月」のような気分になる。夜は、久しぶりに痛飲。

Ｄａｙ－85

主治医に紹介されたホスピス（駿河湾を見下ろす高台）に行ってきた。空気がよかった。でも、治療は基本的にしません、と。妻は「座して死を待つなんて」、と小さく呟《つぶや》いていた。
長女から、久しぶりに4人で家族旅行を誘うメール。最近は何でもメールだ。旅行よりいまは治療を優先したい。それとも、主治医から何か聞いているだろうか？
妻に問いただすも、知らないと。
Ｄａｙ－76
免疫療法を始めた。１回20万円也。お金がどんどん出ていく。
Ｄａｙ－68
最後の抗がん剤から１ヵ月。薬が抜けたせいか、むしろ体調はいい。ただし、背骨の転移のためか、腰痛が強くなってきた感じだ。長年、整形外科医をやってきたが、痛みがこんなに心を弱くするとは思わなかった。「年をとれば、腰の痛みなんかだれにでもある」などと、患者に言ってきた自分が恥ずかしい。

ポイント
100
「免疫療法を始めた。１回20万円也。お金がどんどん出ていく」

Ｄａｙ－60

主治医と相談して、背骨の転移に放射線治療を行った。今日の１回だけでいいらしい。気のせいか、痛みが減ったように感じる。そうすると、気分もよくなる。３ヵ月ぶりに家族４人で外食。

Ｄａｙ－54

今日は中学校の同窓会だったが、迷ったあげく、行かないことにした。やせ衰えた姿は見せたくない。

死にたくない。死ぬのはコワイ。あと２年は生きたい。論文も仕上げたい。旅行もしたい。家族にお金も残したい。

Ｄａｙ－48

今日、緊急入院。昨日から左手の脱力があり、ＣＴで脳転移が発見された。臓器の転移が進んだって、頭だけしっかりしていればなんとかなると思っていたが、まさか、脳に転移とは！　自信がなくなってきた。このまま死ぬだろうか？　頭痛とめまいもあり、考えがまとまらない。

Ｄａｙ－46

脳転移に対する放射線治療開始。４回のピンポイント照射の予定。ＭＲＩでも脳の転移は１ヵ所だった。不幸中の幸い。胸部レントゲンで、肺にわずかだが胸水が貯《た》まっているらしいと。

Day－43

CT、PETの結果、全身にがんの転移が拡がっていると。腫瘍マーカーも上昇を続けている。もうグラフにするのも、気が滅入るので、やめた。主治医に時間をとってもらい、今後の治療を話し合う予定。

Day－41

呼吸が苦しいと思っていたら、肺炎で、右胸は真っ白。個室に移った。今回は、医療上の必要があるとの理由で、差額料金は免除。抗生物質の投与開始。

Day－39

不安で眠れそうもないと言ったら、ナースがしばらくベッドサイドにいてくれた。だれかが、そばにいてくれる感覚、とてもやすらぐ。ありがとう。

ポイント
101

「だれかが、そばにいてくれる感覚、とてもやすらぐ。ありがとう」

Ｄａｙ－37

主治医は肺炎と言っていたが、どうも胸水らしい。誤診か？　そもそも、最初の化学放射線治療で完治しなかったのも、ミスがなかったのかどうか？　いまさら言っても仕方ないが。

胸にチューブを入れて胸水を抜くと、すぐにラクになった。ありがたい。胸水中に、がん細胞があるか確認します、と主治医。

夕方の頭部ＭＲＩでは、脳転移は消失。快哉《かいさい》！

胸水：細胞診でクラス４（がん細胞あり）。がん細胞が、胸膜にとりついて炎症が起き、胸水が貯まったとの説明あり。最近、日記がカルテ調だ。

Ｄａｙ－34

食事がほとんどとれない。栄養が悪く、脚にむくみがある。だるさも増している。何か少しでもよい兆《きざ》しがほしい。昨日から、モルヒネの錠剤を飲み始めた。痛みはよくなったが、「麻薬」など使って、体力を落とさないか、心配。

Ｄａｙ－32

頸静脈にカテーテルを入れて、栄養を補給することにした。これでだるさがとれるとよい。がんに対する治療を再開するにしても、体力が必要だろう。

Ｄａｙ－30

昨日から体調は落ち着いている。ただし、主治医はがん治療には消極的。妻は遺伝子治療の病院をさがしているらしい。ありがたい。

今日、妻に「主治医の見立てだと、あと１ヵ月だよな」と言ってみたら、「そんなことないわよ」って言ってくれた。

Ｄａｙ－28

久しぶりに娘たちが来てくれたが、妻がキリスト教に入信したらしい（これからする？）と告げられた。いまさら、神頼みはしたくない。今度、きっぱりやめろと言うつもり。

「お父さん、調子がよかったら、しばらく家に帰らない？」と言われたが、病院の方が安心する。

ポイント
102

「妻がキリスト教に入信したらしい。いまさら、神頼みはしたくない」

Ｄａｙ－25

今朝から39度の熱。左の肺の肺炎らしい。今度は誤診ではないようだ。呼吸が苦しいので、酸素投与開始。ちょっとラクになったが、気がついたらカラダ中にチューブがついている。トイレも、ベッドサイドの簡易トイレになってしまった。

Ｄａｙ－22

昨晩、病室で大暴れをして、妻が夜中に呼ばれたらしいが、全く記憶にない。自分で、点滴の管も抜いてしまったらしく、点滴の針が右の手首に入っている。これだと字も書けない。

主治医には「譫妄《せんもう》」だと言われた。「がんの末期の方にはよく見られます」だと。末期だと！　あの医者、なんて無神経なのだろう。

Ｄａｙ－20

長女が、突然「彼氏」を連れてきて、婚約したいと言う。もっと早い時期に相談しろと怒鳴って、追い返してしまった。結婚など早すぎる。まだ22歳じゃないか。

Ｄａｙ－18

主治医にＰＥＴ検査を頼んだら、拒否された。「がんの治療ではなく、人生の仕上げに残った時間を使っては？」と言われた。なるほど命に限りがあるのは確かだが、「人生の仕上げ」と言われてもなあ。あの医者、自分がオレの立場になったら、人生の仕上げができるというのか？

Ｄａｙ－16

生まれてはじめての輸血（血小板）を受けた。どうもＤＩＣ（注：がんのために血管の中で血液が固まる状態。血小板が消費されて、数が減る）が起こっているらしい。ひょっとして、主治医の余命宣告、あたってしまうかも。そんな思いが胸をよぎった。

Ｄａｙ－13

キリスト教に入信した妻をなじったら、大泣きされてしまった。ちょっと言い過ぎたかもしれない。ついでに、白洲次郎ではないが、「葬式無用　戒名不用」と言っておいた。死後の世界などあるはずない。

Ｄａｙ－10

今日は長女が、冷たい白アスパラのスープを作って持ってきてくれた。めずらし

ポイント
103

「命に限りがあるのは確かだが、「人生の仕上げ」と言われてもなあ」

く3口ほど食べられた。とても美味しかった。いつのまにか、大人になった。彼氏にも、ちゃんと会っておいた方がよいかな。

＊＊＊

医師の日記は、Day −10（亡くなる10日前）までです。主治医の余命告知は、偶然ですが、ぴたりとあたってしまいました。Day 0が、彼が亡くなった日です。なお、患者が医師であり、私と近い立場の人をモデルにしたせいか、やや突き放したタッチになっているかもしれません。

進行した食道がんは、治りにくいがんの代表と言えますが、いまやがんの5年生存率は5割を超えていますから、不治の病ではありません。早期がんでは9割以上完治します。実際には、治らないがんでも、ゆるやかな経過をとることが普通です。

それでも、私たち全員にそれぞれの〝Day 0〟が存在します。この〝Day 0〟に視点を置き、「逆算」していまの自分を見つめると、人生全体を見通しやすくなるような気がしています。

8 宗教なき時代の死の受容

何を怖がっているのか

第7章までを振り返って

終章を始めるにあたり、本書でこれまで述べてきたことをもう一度振り返ってみましょう。「宗教なき時代の死の受容」がこの章のテーマですし、本書全体の結語でもあります。これまでいろいろ多岐《たき》にわたる話題にお付き合いくださった読者にも、少し頭の中を整理していただき――私も少々整理が必要――、死と向き合うために、私たちにできることは何かを、ごいっしょに考えていきたいと思います。

＊＊＊

私たちのカラダは、宇宙の中に存在しています。宇宙の一部とも言えます。カラダを構成するさまざまな原子・分子は、すべて宇宙に由来します。

水素分子は、137億年前のビッグバン直後にできたものを現在も「使い回して」います。ほかにも、赤血球の中のヘモグロビンに不可欠な鉄は、星の内部で起こる核融合で作られたものですし、甲状腺ホルモンに必要なヨードは、「超新星爆発＝星の死」でできたものを「借りている」にすぎません。

事実、私たちが死ぬと、カラダを構成した元素は再び宇宙に戻っていきます。この「大きな循環」——宇宙に発したものが、いっとき、あるものに宿り、また再び宇宙へと放出される循環——が生命を支えているのです。そして、太陽にも銀河系にも、そして宇宙全体にも（平等に）「死」が待ち受けています。（第1章）

＊

次に、時間について考えました。「永遠の時の流れに比べて、人生のなんと短いことか」と私たちは嘆きます。そして、「時間がない、忙しい」などとこぼしながら、ほんとうは幻でしかない「量としての時間」に振り回され、その「量の少なさ、時間のなさ、気ぜわしさ」に絶望します。

しかし、「永遠」はそもそもあり得ません（宇宙にさえも寿命があるのですから）。アインシュタインの相対性理論は、運動の速さや重力によって、時計の進む速さが変わることを明らかにしましたが、万物を支配する「絶対時間」（唯一の基準になる時間）も存在しません。

日の出と日の入りをもとに決めていた江戸時代の「一刻」は、季節や場所によって異なる「相対的な」時間です。ネズミとゾウでも、1年の意味は違います。年をとると時間の流れを早く感じますが、それは、私たち一人ひとりに、年齢相応の固有の時間が訪れるからです。ある人にとっての時間と別の人の時間を比べるから、つまり、「その人にしか当てはまらない、各自に固有の時間」を、無理矢理「量として比べる」ときに、私たちは絶望に襲われ立ち往生してしまうのです。（第2章）

ポイント
104 宇宙をめぐる「大きな循環」が生命を支えている

＊

次いで、遺伝子と個体の関係、個体の死の必然性を考えました。

「限りある私たちの生の時間」は、私たちの進化の歴史の半分（19億年／38億年）をかけて「創造してきた」ものです。無性生殖によってどんどん分裂するバクテリアに寿命はありません。いつまでも生き続けます。バクテリアには、しかし、「自他の区別」がない。全部、いつまでも「自分」です。そして、私たち――有性生殖をする生物――が、それぞれかけがえのない存在であるのは、性（男性・女性）があるからです。

有性生殖を行うためには、ＤＮＡが線分状（始めと終わりがある線）でなければならないため、細胞分裂の際に必要になるＤＮＡの複製のたびに、その端の部分（テロメア）が短くなります。このため、細胞分裂の回数には限りがあり、私たちのカラダには死が運命づけられるようになったのです。

私たちは、個体の死とひきかえに、性とかけがえのなさを手にしました。そして、性の本質は「若返り」です。「老」や「死」が「性」によって克服され、誕生のたびごとに、再び０歳からの時を刻むのです。

私たち一人ひとり（個体）には寿命がありますが、生殖細胞（卵子・精子）は有性生殖によって、絶えることなく世代から世代へと旅をし続けます。生殖細胞は不老不死なのです。

そして、生殖細胞を通して、綿々と遺伝子は受け継がれてきました（これからも受け継がれていくでしょう）。「自分の存続だけを最優先に考える遺伝子、その意味で利己的な遺伝子」が、一時的に利用する（便宜的な）乗り物、それこそがカラダである、と言われるのはそのためです。カラダの一部が生殖細胞なのではなく、生殖細胞が競い合い、淘汰《とうた》されず生き延びるための一種の「武器」が個体だというわけです。（第3章）

＊

太古の原始的な生物から繰り返されてきた「突然変異」と「淘汰《とうた》」の結果、遺伝子はわずかな変化を積み重ね、とうとう38億年をかけて私たち人間ができました。「裸のサル」（©デズモンド・モリス）である人間が生き残るために発達させてきた

ポイント105

私たちは、個体の死とひきかえに、性とかけがえのなさを手に入れた

のが脳です。

この脳は、「遺伝情報を伝え終われば、自分は死ぬのだ」と知るに至りました。そして、「遺伝子の乗り物」という役割（死を定められた存在、死すべき存在）に納得できない脳によって、宗教が生まれました。宗教の力は、近代に至って衰えたとは言え、世界人口の半分が一神教を信じています。そして、聖書やコーランが示す「永遠の命」が、数限りない死を支えてきました。

では、日本はどうでしょうか。江戸時代の檀家《だんか》制度、明治の廃仏毀釈《はいぶつきしゃく》、戦後の米国主導の「教育改革」などの結果でしょうか、現代日本の宗教心の稀薄さは、先進国の中でも際立っています。宗教の衰弱とともに、核家族化の進行、病院死の急増などによって、「死の不可視化」「死の忘却」が急速に進行した結果、日本人にとって「死の受容」は非常に困難になってしまいました。いつのまにか、日本人こそが、「死を受け入れられない現代社会」のフロントランナーになっていたのです。（第4章）

＊

多細胞生物である私たちのカラダでは、毎日多くの細胞が死んでいます。死んだ細胞を補うのが細胞分裂です。1日に数千億回も生じていると言われます。しかし、細胞分裂には、細胞の核にある遺伝子のコピーが必要なので、その過程でどうしてもコピーミスが生じる。この失敗によって「死なない細胞」が生まれてしまうことがあります。それががん細胞です。

突然変異によって生まれた「死なない細胞」を、免疫が見過ごせば、がんになる。がん細胞は増殖を繰り返し、あちこちに転移し、個体（カラダ）を死に追いやります。また、がん細胞とは反対に、個体（カラダ）のために「自ら死ぬ（アポトーシス）」細胞も少なくありません。個体の死の定義は曖昧なものなのです。

私たちは、命（遺伝子の連鎖）という「大河の一滴」ですから、死んだあとも、生命史を織りなす一部であり続けます。現代の日本人の大半は、こと自分に関しては「死んだら無になる」と思いがちですが、大切な人の死は、無ではありません。大切な人の死は「なかったこと」にできませんし、簡単に忘れることもできない。長い時間をかけて死者を思い出し、対話し、その死を悼《いた》むことで、ようやく死

ポイント

106 私たちは、死んだあとも、生命史を織りなす一部であり続ける

者は「往生《おうじょう》」してくれると感じられる。宗教が衰退した日本でも、この感覚はまだ生きているのではないでしょうか。だから、お墓が大事になります。この章では、お墓の歴史や、私たちが死んでからお墓に入るまでを予習していただきました。（第5章）

*

多細胞生物である私たちの死に、絶対的基準はありません。死んでも髪の毛は伸びます。結局、死亡時刻は法律が決めるのです。具体的には、医師が死亡時刻を宣言することになります。

そもそも、死の定義――どの段階で「死んだ」と判断するか――は古代から徐々に変わってきました。殯（もがり）は、日本古代の葬儀儀礼ですが、「余裕をもった死の確認」です。他方、脳死は、「早められた死」と言えるのではないでしょうか。

そして、死を定義する法律は、共同体のあり方や宗教に依存しますから、共同体も宗教も崩壊した現代日本では、「死を定める法律」と「医師や患者、家族の心象」に乖離《かいり》ができてしまいました。これは、人工呼吸器の取り外しの議論に象徴されます。本文で私は、日本は「医療行為をやめることができない国」だと述べました。そして、「法律によって、心臓が動いていても死と判断される一方、自分の死に方すら選べない」と注意を喚起したつもりです。（第6章）

＊

次いで、日本人の2人に1人が罹患《りかん》し、死因の3分の1を占める「がんとがん死」について考えました。

がんは、細胞の老化と言えますから、世界一の長寿国である日本は、世界一のがん大国です。毎日毎日数千億個も死んでいく細胞を補うために、細胞分裂が行われます。がん細胞は、この細胞分裂の「ミス」の結果できた「不死細胞」です。これを免疫《めんえき》が見逃せば、がん細胞は10年以上の時間をかけて徐々に大きくなります。ようやく発見できるのは1センチになってから。

逆説的なことながら、がんは治療によって、がんは「自然淘汰」を受けますから、治療を繰り返したあとに再発してくるがんほど、手強《てごわ》いがんなのです。

ポイント
107
私たちの死に、絶対的基準はない

再発・転移したがんが完治する可能性は、非常に低いのが実情です。「奇跡の生還」はドラマの主題でしかありません。全身に拡がったがん細胞を、本章では「窓から出て行った鳥」にたとえました。「奇跡の生還」の可能性は、皆無《かいむ》ではありませんが、あくまでレアケース。望んで手にできるものではありません。

そして、近年、医師が患者に「治りません」と（あまりにも率直に）告げることが増えてきましたし、「あなたの余命は○ヵ月です」などと告知するまでになりました。医療訴訟の急増も医師の「エリート性」を剥奪《はくだつ》する結果を招いています。患者本位の医療をめざして、国際標準のがん治療を進めた結果、「もう治療がありません」と言われる「がん難民」が増えています。患者さんがたった1人で、「予見される」死に向き合わなくてはならなくなったのです。

がんを早期に見つける「がん検診」の重要性や、（手術一辺倒でない）さまざまな治療を自分で選びにくい現状、また、がんの苦痛を取り除く「緩和ケア」が行われていない日本のお粗末ながん対策の実情（世界一のがん大国は、がん対策後進国）もご紹介しました。（第7章）

以上、第7章までを振り返り、「死のひみつ」のおさらいを終えました。さて、本題（宗教なき時代の死の受容）に入る前に、日本人の死のあり方をもう一度確認しておきたいと思います。

＊＊＊

少子化が話題になっていますが、統計上は、「多死化」の方が問題です。出生率は、2005年には1・26にまで減少しましたが、2006年以降再び上昇しはじめ、2008年には1・37に達しています。

一方、死亡数は年々増加しており、現在、1年間におよそ115万人が亡くなっています。30年後には年間死亡数は170万人まで増加すると予想されています。少子化には、ブレーキがかかりましたが、死の増加は今後30年続きます。日本は、多死社会に突入したと言えるのです。

＊

ポイント
108

日本は「多死」社会に突入した

戦前まで、日本人の死因と言えば、結核でした。正岡子規や宮沢賢治などの文学でもわかるとおり、がんと同様、結核による死は徐々に忍び寄るものです。そして、喀血《かっけつ》といった典型的な症状がありますので、「結核」は、患者にも家族にもおのずから理解されていったと思います。しかし、特効薬のストレプトマイシンなどによって、結核による死は大きく減りました。

結核に代わって、1980年まで、日本人の死因のトップは脳卒中でした。「卒中」とは「突然、悪い風にあたって倒れる」という意味で、まさに脳卒中による死は、心筋梗塞《しんきんこうそく》と並んで、「ピンピンコロリ」です。この脳卒中による死が、高度成長期における死のイメージだったかもしれません。

しかし、1981年から、がんが日本人の死因のトップとなり、いまも毎年34万人が亡くなり、その数は年々増え続けています。

「がん死」は日本人の死のあり方を、再び変えました。がんの場合、完治しないとわかっても、年単位の時間が残されることが普通です。「ピンピンコロリ」から、かつての結核のような「ゆるやかな死」への再転換が起こっているのです。

*

余命6ヵ月などと、医師が「命の時間」を口にするようになりました。最近も、『余命1ヶ月の花嫁』という映画が話題となりました。24歳の末期乳がんの主人公が、夢だった結婚式をあげて1ヵ月後に亡くなるというストーリー（実話）です。実際、がん患者は、「余命半年」とか、「あと3ヵ月の命」などと言われるようになりました。ひどい場合、「余命1週間」と宣告されるケースもあります。

もちろん、余命データは過去の数字にすぎません。個々の患者さんにそのまま当てはまらない（食い違う）ことも多いのです。しかし、治療が「標準化」していき、余命を予測するデータが蓄積していけば、今後、「余命告知」の精度も上がっていくことでしょう。

＊

死は着実に、そして、大幅にその数を増し、どんどん存在感を肥大させています。そして、日本人の死の3分の1が、がんによる死となりました。日本人が望む「ピンピンコロリ」とは正反対の、「ゆるやかで、予見される死」です。さらには、命の残り時間さえも「告知」されるようになってきました。いま、新しい

ポイント
109
日本人の死は「ピンピンコロリ」から「ゆるやかで、予見される死」へ

形の死が、私たちの目の前に姿を現したのです。

死に支えのない国

一方、私たちの「死への備《そな》え」はきわめて貧弱になりました。小学生の3人に1人が「人は死んでも生き返る」と答えています。祖父母たちが、家の中で死んでいく姿はもうありません。「畳の上で死ぬ」人は、一握り。85%の死は「院内死」です。「死の不可視性」が進み、老いと死は私たちの生活や心から、すっかり消えてしまいました。

いまや日本は、死の予習ができない国になってしまいました。人生の大きなイベントの前には、予習・練習が必要です。大学受験の前には模擬試験を受けます。結婚の前にはおつきあいをする、人によっては同棲したりします。小学生ですら、運動会の前には何度も練習します。しかし、私たちにとって、死の予習は非常にむずかしくなってしまいました。

私は25年間、がんの放射線治療や緩和ケアにたずさわってきましたから、多くの患者さんを看取ってきました。しかし、幾度となく、「ほんとうに、納得されて亡くなったのだろうか」と疑問を感じてきました。がんは不治《ふち》とわかってから、年単位の時間が残されるのに、その「メリット」を享受《きょうじゅ》できた方は数少ないように感じます。

＊

アメリカ人の二大死因は「がん」と「心臓病」ですが、彼らの多くは日本人とは逆に「がんで死にたい」と言います。緩和ケアが進んでいるアメリカでは、残された時間を「人生の総仕上げ」に費《つい》やせます。同時に、彼らには「死に支え」となるキリスト教があります。そのパワーは以前より減っているものの、宗教の存在は、死と死にゆく人々をいまでも支えています。

死をどう受け止めるのか、数百年・数千年にわたる人類の格闘が宗教を生んだのです。生半可な科学的世界観では、死に向き合うことはできません。「科学的に死ぬこと」などできないのです。

第4章でも見てきたように、現代日本人の宗教心の稀薄さは、先進国の中でも

ポイント
110
日本は、死の予習ができない国

際立っています。私たちは、宗教を支えとして死に向き合うことができない国民なのです。

見たこともない「死」、それも「ゆるやかで、予見される死」「命の残り時間を告げられる死」を、私たちは、宗教の力を借りずに、「素手《すで》」で受けとめなければなりません。史上最大の「死の恐怖」に、現代日本社会は直面しているのだと思います。

「死の恐怖」の再点検——何がコワイのか？

私たちは、牛肉が腐るように、人の死体も腐乱《ふらん》していくことを知っています。そして、死体の腐乱のメカニズムを知ることによって、これを避けることができるようになりました。

実際、愛する人の遺骨をペンダントにして肌身離さない人も少なくありません。アメリカでは常識になっているエンバーミング（死体防腐《ぼうふ》処理）も、死体の腐乱を克服するためのものです。死のクリーン化によって、「死体への恐怖」（穢《けが》れの意識）は減ってきたと言えます。

では、私たちが、それでも死を恐れる理由は何でしょうか？　少なくとも、2

種類の「死の恐怖」があると思います。

1つは「生から死にいたる過程」、つまり「死の苦しみ」に対する恐怖です。もう1つは、死んだあとの恐怖、つまり、自分という存在が消滅する恐怖です。そして、多くの日本人が、まずコワイと思うのは、「死の苦しみ」だと思います。

小谷みどり氏による40歳から79歳までの792名を対象としたアンケート調査が参考になります。「死期が近いとしたら、どんなことが心配ですか」の問いに対して、最も多くの方（56％）が、「痛みや苦しみがあるのではないかということ」をあげていました（「ホスピスと在宅ケア」vol. 13, no. 3: 233-237, 2005）。

なお、若い世代ほど、遺族に対する経済的・精神的な不安を持ちますが、高齢になるほど、死に対する不安は全般的に少なくなっていき、死ぬことがコワイという人は少なくなりました。あたりまえと言えますが、長生きした方が、死の恐怖は減ります。

ポイント
111 宗教心の稀薄な現代日本人には「死に支え」がない

別の調査（Scumaker JF, *J Soc Psychol* 1991; 131: 511－518）でも、日本の高齢者は、死そのものよりも、死ぬ際の苦しみを恐怖していることが報告されています。私たちの死の恐怖は、まず、「死の苦しみ」に対する恐怖だと言えます。

＊

四苦八苦（仏教用語です）の「四苦」は、「生老病死《しょうろうびょうし》」です。生まれるときの苦、老いによる苦、病気の苦、死ぬときの4つの苦痛です。

しかし、四苦の1つ、「死」は苦しいものなのでしょうか。いつでも、だれでも、どんな場合にも、苦痛の中で死を迎えるものなのでしょうか。たとえば、釈《しゃ》迦《か》の「入滅《にゅうめつ》」は安らかだったと言われています。そもそも、だれも死んだときの体験を語れませんから、死が苦しいものかどうかわかりません。これは、生まれるときが苦しいものかどうか、だれも「覚えていない」のと同じです。

私は、案外、生から死への移行（法的死の前の数時間）は、苦しいものではないのではないかと思っています。このことは、「臨死体験者」の証言でもよく言われることです。

そして、間違いなく言えることは、死に至る闘病中の苦痛は、近年の医療技術の発達によって、減らすことができるということです。

わが国では、「がん＝苦」というイメージがあります。たしかに、まだまだ終末期のがん患者さんの多くが、身体的・精神的な痛みなどに苦しんでいます。これは、緩和ケアが普及していないことが、大きな原因です。

第7章でも触れましたが、がんの痛みをとる切り札は、モルヒネに代表される「医療用麻薬」です。この医療用麻薬の国民1人あたりの使用量が、日本はアメリカの20分の1にとどまっています。これでは、「がん＝苦」になってしまいます。

死を迎えるまでの時間が苦しいものになっているから、死がコワイと感じるのです。今後、十分な緩和ケアが、あたりまえのものとして、万人に提供されれば、「死＝苦」というイメージは払拭《ふっしょく》されていくと思います。そして、苦痛を取り除けば、余命も長くなる傾向すらあるのです。このことが、「死の恐怖の化けの皮」を、たとえ少しでも、剝《は》がすことに役立つはずです。

そして、「死＝苦」でなくなったとき、今度は、「死そのものの恐怖」が姿を現します。

ポイント
112 死が怖いのは、死の「苦しみ」が怖いから

「宗教なき時代の死の受容」など可能なのか？

スイス生まれの精神科医キューブラー・ロスは、渡米後、アメリカの医師が死を直視しようとせず、治る見込みのなくなった患者をいかに孤独のうちに死に追いやっているかに愕然《がくぜん》としました。無条件の愛をとなえて、1万人以上の患者さんに寄り添い、多数の末期がん患者に面談する中で、彼らが死に至るまでに、「否認／怒り／取引／抑鬱《よくうつ》／受容」の5段階のプロセスを踏むことを見出しました。世界的ベストセラーとなった『死ぬ瞬間』の著者であり、ホスピスや尊厳死運動の出発点となった人物です。

しかし、キューブラー・ロスでさえ、自分自身の死は「受容」できませんでした。晩年、脳卒中で倒れて、寝たきりになり、「神はヒットラーだ！」「もう、十分よ！」とドキュメンタリー番組の記者にヒステリックにわめく彼女。彼女は、「怒り」の段階にあったように見えます。「死の専門家」と呼ばれたキューブラー・ロスでさえ、「死の受容」はできなかったようです。

しかし、「自分の死」を受け入れられない彼女の姿こそが、人間の本来の姿かもしれません。「死の受容」ができない姿を含めて、死の真実の姿を直視することが、死を知るための第一歩だと思います。

私が死ぬときには、その姿を映像に残して、私の死後に見てもらいたいと思っています。死ぬときにどう感じるのか、なにがつらいのか、あるいはつらくないのか、何をしておけばよかったと思うのか、など、「死のひみつ」を伝えたいと思います。できれば、死の直前のレポートもしてみたいですね。「あっ、いま、三途《さんず》の川が見えてきました」とか。案外、じたばたするかもしれません。

キューブラー・ロスが、「死を受容できない」自分の姿をテレビカメラに収録したのも、死の本当の姿を残したい、見てもらいたい、そして、自分自身の死を考えてほしいという願いがあったはずだと思います。

「ひみつ」になってしまった死の正体を可視化《かしか》することが大事だと思います。そして、他人の死から、自分の死の「イメージ・トレーニング」をしておくこと（死の予習＝かつては、だれでもしていたこと）は大事だと思います。

ポイント113

死が「苦しみ」でなくなったとき、「死そのものの恐怖」が姿を現す

死刑囚にも必要な「さよなら」の時間

パスカルは、「人間は生まれながらの死刑囚」と言いましたが、フランスでは、1981年に死刑は廃止されています。世界の多くの国で、死刑が廃止されていますが、日本人の約86％が死刑制度に賛成しています（個人的には、死刑制度には反対です）。この数字も、日本人が「死を想わない」ことを示す傍証《ぼうしょう》かと思います。

現在、死刑囚は、「余命」を知らされていません。死刑確定囚は、当日の朝に執行を告げられ、午前中に死刑が執行されています。死刑囚が自身の処刑を知らされてから、執行されるまでの時間は1～2時間です。

以前は、数日前に言い渡しがありました。事前通知を行わなくなった理由は「死刑確定者の心情の安定のため」とされているようです。しかし、実際には、前日に死刑執行を通知されていた死刑囚が、死刑執行当日の朝に自殺した事件（1975年、福岡拘置所）がきっかけになったと言われています。

しかし、直前まで告知しないことで、「死刑確定者の心情」は、逆に、不安定になるのではないでしょうか。そもそもいつ死刑が執行されるのか、毎日毎朝不安を覚えるはずですし、遺言を書く時間も、家族や友人に「さよなら」を言う時間もなくなります。告知のない刑の執行は、死刑確定囚に不要な恐怖を与えて、かえって残虐《ざんぎゃく》であると、死刑廃止国や死刑反対団体からの批判も強いようです。死刑囚にも「さよなら」の時間が必要だと思います。

*

幸いなことに死刑囚ではない私たちの「ゆるやかで、予見される死」「命の残り時間を告げられる死」の場合は、「さよなら」の時間はあるはずです。もちろん、苦痛は最小限にしなければなりません。その上で、適切な治療によって命の時間をできるだけ延ばしながら、「さよなら」もしっかりと言う。このバランスをどうとるかは、一人ひとりの人生観によることで、私が口出しすることではありません。ただし、うまくバランスをとりながら舵《かじ》取りをするには、海図と羅針盤《らしんばん》は必要でしょう。

こう考えると、「予見される死」の良い面も見えてきます。私たちが、自身の

ポイント
114
日本の死刑囚は、当日の朝に執行を知らされる

「死の情報」を持ち得るからです。もちろん、この情報を正視するのは簡単ではありません。私も自信はありません。いっそのこと、あれもこれもなかったことにして、目を覆《おお》うのも一策でしょう。

しかし、この情報を海図と羅針盤として、自らの死を見通す道も残されます。


さて、議論も終盤に近づいてきました。本書で考えてきたことが、みなさんや私自身の死を受けとめるのにどれくらい役に立つかは、わかりません。

しかし、死を恐怖しているのは、間違いなく大脳です。大脳の働きを通してしか、死と向き合うことはできないと思います。そして、歴史的には日本でも大きな役割を担《にな》ってきた仏教をはじめとする宗教、そして、日本以外の国々では現在も圧倒的な人びとの生死を支えている宗教ではなく、私たちが（宗教の地盤沈下と引き替えに）到達した「死の認識」によって、死を乗り越えることができないか。これが、本書からのメッセージです。

＊

では、本書で確認してきた、死に関わる認識のポイントと若干の提案を以下にまとめてみます。第1章から第8章（本章）に至る議論をベースにしていますので、必要があれば、本章冒頭の「第1章〜第7章のサマリ」を再読ください。

①人間の死亡率は100％

——自分も死ぬ、自分を含む歴史も死ぬ、宇宙自体も死ぬ。

↓　永遠は存在しないと知る。自分の死は孤独ではないと知ろう。葬式や火葬に積極的に参加することは、「死の練習」になり、孤独感の解消になる。

②時間からの解放

——永遠も、貨幣のような「量としての時間」も存在しない。

↓　時間は、一人ひとりに固有なものだということを確認しよう。自分に与えられた余命6ヵ月は、他者の6ヵ月とは別であると知ろう。時間を「量として比較」しないこと。そのためには、時計やカレンダーは捨ててしまおう。テレビも消し

ポイント 115

自分なりの「死の認識」によって死を乗り越えることを模索しよう

てしまおう。

③自ら「創造した」個体の死
――進化の中で、個体は「死」という道を自ら選択した。
↓　死は、私たち自身が、進化の中で、自分で選んだ道なのだと知ろう。子供はあった方がよいとも言えるが、こだわる必要はなし。すべての生き物は兄弟・姉妹のごときもの、大河の一滴。

④人間だけが死を恐れることができる
――大脳を発達させた人間だけが死を恐れることができる。人間の特権！
↓　死の恐怖は進化の到達点と知ろう。そして、宗教がなければ、死が恐怖になるのはあたりまえだと知ろう。自信喪失《そうしつ》は禁物。恐怖は当然。信仰を持つのも一案。

⑤死という恐怖の対象を見据えよう
――死が見えていないから、死が「お化け」になっている。
↓　恐怖の相手＝死のプロセス（死後まで含む）を知っておく。「幽霊の正体見たり枯《か》れ尾花《おばな》」

⑥「簡単に死ねない社会」

――日本では、死を定義する法律も、宗教や共同体の裏づけがないため、私たちの心情から乖離《かいり》してしまう。

↓ 医師と患者・家族の「阿吽《あうん》の呼吸」などは、もう存在しない。医師も殺人罪を問われるのは困るので、延命を止めることはできない。希望する「死に方」や「死んだ後」をきちんと書面で意思表示しておこう。

⑦死に至る苦痛の先にこそ、目を向けるべき

――最も現代的な死＝がん死は、「予見される死」でもある。そのメリットを活かそうではないか。そして、「死に至る苦痛」は除去できる。

ポイント
116

死の正体を知れば、死は恐怖でも「お化け」でもなくなる

↓苦痛をとったとき、「死そのもの」の恐怖が立ち上がる。しかし、死んだあとは「自分の死」などなく、残された世界から見た「あなたの死」しかないことを知ろう。墓は、あなたのためにあるのではなく、残されたもののためにある。もちろん、あなたの生きた証《あかし》でもある。

⑧高齢者ほど、死が怖くない

——年齢とともに、死は自然になり、受容できる。

↓「未成熟な死」は避けよう、長生きは大事。生活習慣病対策＋がん検診で、がん死を避けよう。できれば長生きした方が、いいに決まっている。

⑨何事も、バランスが大切

——延命治療も大切、「さよなら」も大切。そのバランスをとることが大事。

↓あとは、みなさんで考えて下さい。

ここまでおつきあい下さり、ありがとうございました。

あとがき

私は、がんの放射線治療と緩和ケアを専門とする医師です。哲学者でも宗教家でもありませんが、2万人近いがん患者さんの治療にかかわり、数多くの死の場面にも立ち会ってきました。

日本人の2人に1人ががんになり、3人に1人ががんで死ぬ時代になりました。まさに「国民病」です。しかし、医師になって四半世紀、がん治療のあり方に根本的な変化は見られません。新しい薬物や技術が次々と開発されていますから、延命は可能になりました。しかし、たとえば、転移したがんが完治する可能性は、今も昔も乏《とぼ》しいと言わざるを得ません。

むしろ変わったのは、医師と患者の関係や告知のあり方です。昔は「お医者さまにお任せします」でしたが、今は「患者さまが決めて下さい」です。また、以前は、がんという病名すら告げませんでしたが、今や「治療法はもうありません。余命は3ヵ月です」などと告知されるようになりました。「命の残り時間」は、必ずしもぴたりと当たるわけではありませんが、データの蓄積によって、その精度は、今後高くなっていくと思います。日本人が望む「ピンピンコロリ」ではなく、「ゆるやかで、残り時間まで予測される死」に、私たちは直面することになったのです。

しかし、他方、この四半世紀で、日本人はますます死から遠ざかっていると言えます。核家族化や病院死が進み「死の予習」はむずかしくなりましたし、宗教の力に頼れる人は多くないような気がします。私たちは「素手《すで》」で、「新しい死」に立ち向かわなければならなくなりました。

この大きなギャップを前に茫然《ぼうぜん》とする私たちにも、できることがあります。それは、恐怖の対象である死を知ること。死とは何なのか、なぜ人生は儚《はかな》いと感じるかのか、なぜ死がコワイのか、この本では、死をさまざまな方向から考えています。もちろん、それで、死の恐怖がなくなるわけではありませんが、「死を知る」

ことで、幽霊が「枯《か》れ尾花」に見えることもあるはずです。

なお、私は、宇宙論、時間論、宗教、哲学などの各分野について、専門的な教育を受けたわけではありませんし、不十分な記載があるかもしれません。ご批判・ご叱正をお待ちしています。個々に挙げるのは不可能なため記載を諦めざるを得ませんでしたが、巻末の参考文献以外にも、日常的に目にする専門誌や各種報道を参考にさせていただきました。また、内容の一部は、毎日新聞での連載「がんから死生をみつめる」を下地にしています。そして、朝日出版社の赤井茂樹さんと編集部のみなさんの絶大なご協力を頂きました。心から感謝いたします。

2010年、桜満開の雨の日に

中川恵一

参考文献

池谷裕二『進化しすぎた脳』（朝日出版社）
小谷みどり『変わるお葬式、消えるお墓』（岩波書店）
島田裕巳監修『手にとるように宗教がわかる本』（かんき出版）
白取春彦『今知りたい世界四大宗教の常識』（講談社）
高木由臣『寿命論――細胞から「生命」を考える』（日本放送出版協会）
立花隆『臨死体験』（文藝春秋）
団まりな『性のお話をしましょう――死の危機に瀕して、それは始まった』（哲学書房）
広井良典『死生観を問いなおす』（筑摩書房）
真木悠介『自我の起原――愛とエゴイズムの動物社会学』（岩波書店）
真木悠介『時間の比較社会学』（岩波書店）
本川達雄『ゾウの時間 ネズミの時間――サイズの生物学』（中央公論新社）
柳原和子『がん患者学』Ⅰ～Ⅲ（中央公論新社）
養老孟司『唯脳論』（筑摩書房）
『Newton』別冊「みるみる理解できる宇宙論」（ニュートンプレス）

中川恵一〈なかがわ・けいいち〉

東京大学医学部附属病院放射線科准教授、緩和ケア診療部長。

1960年東京生まれ。1985年東京大学医学部医学科卒業、同年東京大学医学部放射線医学教室入局。1989年スイスPaul Sherrer Instituteに客員研究員として留学、1993年東京大学医学部放射線医学教室助手、1996年専任講師、2002年准教授。2003年東京大学医学部附属病院緩和ケア診療部長（兼任）。

著書に、『がんのひみつ』（朝日出版社）『自分を生ききる』（養老孟司氏との共著、小学館）『ビジュアル版 がんの教科書』（三省堂）『東大のがん治療医が癌になって』（加藤大基氏との共著、ロハスメディア）『がん 生きたい患者と救いたい医者』（鎌田實氏との共著、三省堂）『ドクター中川の“がんを知る”』（毎日新聞社）など多数。

厚生労働省「がん対策推進協議会」委員、同「がんに関する普及啓発懇談会」座長、同「がん検診企業アクション」アドバイザリーボード議長、日本放射線腫瘍学会理事。

死を忘れた日本人

二〇一〇年五月二〇日　初版第一刷発行
二〇一〇年五月三〇日　初版第二刷発行

著者　中川恵一
造本・装幀　吉野 愛
本文組版　濱井信作（compose）
編集　赤井茂樹（朝日出版社第二編集部）
発行者　原 雅久
発行所　株式会社 朝日出版社
東京都千代田区西神田三・三・五　〒一〇一・〇〇六五
電話　〇三・三二六三・三三二一（代表）
http://www.asahipress.com/
印刷・製本　凸版印刷株式会社

ISBN978-4-255-00526-3 C0095
JASRAC 出 1004477-001